APHORISMES
DE
MÉDECINE CLINIQUE

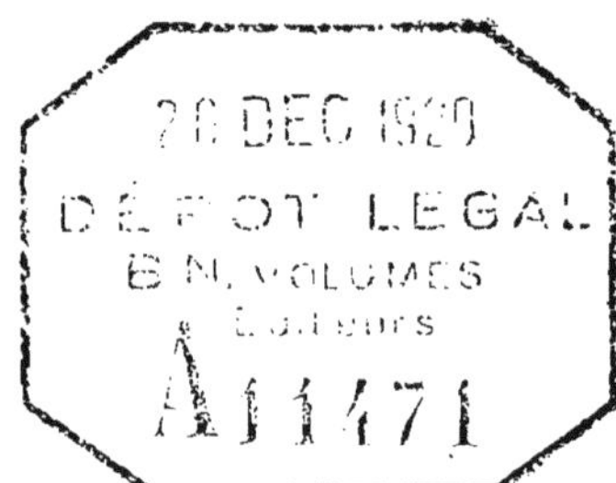

LES INÉDITS DES MAITRES DE LA MÉDECINE FRANÇAISE

APHORISMES
DE
MÉDECINE CLINIQUE

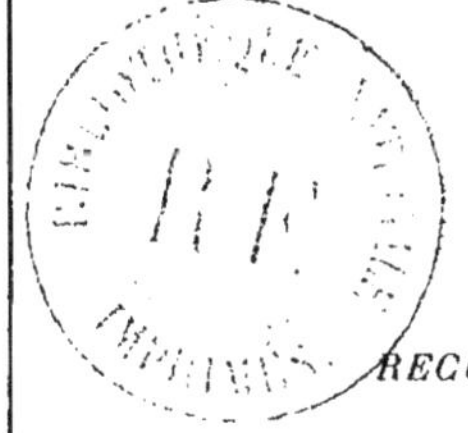

PAR LE BARON

CORVISART

RECUEILLIS PAR F.-V. MÉRAT

PUBLIÉS PAR

LE DOCTEUR PAUL BUSQUET

Bibliothécaire de l'Académie de Médecine

MASSON ET Cie, ÉDITEURS

LIBRAIRES DE L'ACADÉMIE DE MÉDECINE

120, BOULEVARD SAINT-GERMAIN, PARIS (VIe)

1929

INTRODUCTION

Corvisart *a des titres nombreux et éminents : Premier Médecin de Napoléon Ier ; Baron de l'Empire ; Professeur de Clinique médicale à la Charité ; Professeur de Clinique interne à l'École de Santé de Paris ; Professeur de Médecine pratique au Collège de France ; Membre de l'Académie royale de Médecine ; Membre de l'Institut. Il fut, en France, le véritable fondateur de l'enseignement de la Clinique médicale, basée sur l'observation directe du malade et contrôlée par l'examen des lésions viscérales, à l'autopsie. Il fut donc l'un des initiateurs à l'étude de l'Anatomie pathologique, mais il vit clairement que celle-ci, sans la Physiologie pathologique, est insuffisante pour arriver à la connaissance des maladies. C'est pour cela, qu'il écrivit dans le* Discours préliminaire *à son* Essai sur les maladies et les lésions organiques du cœur et des gros vaisseaux : « *Le Médecin, qui n'unirait point la Physiologie pathologique à l'Anatomie, resterait toujours, à la vérité, un prosecteur plus ou moins adroit, industrieux et patient, mais il n'aurait jamais qu'une pratique chancelante et incertaine, surtout dans le traitement des lésions des organes ».*

Corvisart *a peu écrit. Nous possédons de lui :* 1° Le volume sur les maladies du cœur, *que nous venons de citer et qui est l'ensemble des leçons faites par Corvisart et recueillies par son élève E. Horeau ;* 2° La traduction des Aphorismes de Stoll ; 3° La traduction du Traité de la Percussion d'Avenbrugger.

Corvisart *fut surtout un Professeur de pratique médicale, c'est-à-dire de Clinique ; il sut voir et faire voir, suivant la juste expression de Réveillé-Parise. Dans son enseignement, à l'Hôpital, et dans ses Cours magistraux, il montra qu'il possédait, au plus haut degré, des qualités maîtresses d'observation, de concision, de clarté réfléchie, de vaste et profonde érudition. Rompant avec les traditions de l'Ecole,* où l'on dictait les matières enseignées, *il fit un Cours* oral. *Dans la Préface de sa* Traduction des Aphorismes de Stoll (1797), *on peut trouver l'indication des motifs, qui ont provoqué cette importante et opportune décision : « faire et dicter des cahiers, est une manière gothique, qui entraîne une grande dépense de temps, cache souvent de petits moyens et n'instruit guère. Une tradition orale est plus rapide, plus animée, fixe davantage et fait passer, dans un temps donné, plus d'objets sous les yeux.* »

Comme Stoll et Boerhaave, il affectionna essentiellement le genre aphoristique, qui renferme beaucoup de choses en peu de mots. Avec Stoll, il déclara : « *J'aime des faits observés fidèlement et purement ; et les règles qu'on en forme par une juste induction, exprimées ensuite avec force et clarté* ».

C'est là, l'origine des Aphorismes *qu'il apprenait à ses Elèves et qu'il n'a jamais eu le temps de publier. Nous les avons retrouvés dans un manuscrit de* F.-V. Mérat, *lequel manuscrit figure dans les Collections de l'Académie de Médecine. Il est intitulé* : « Cours de Clinique interne du Baron Corvisart, avec des Aphorismes sur diverses maladies, recueillis aux leçons de ce Professeur. »

Mérat était Chef de Clinique de la Faculté de Médecine de Paris. Il précise, dans la feuille de titre de ce manuscrit, que : « *Cet ouvrage devait être imprimé avec le consentement de Corvisart ; mais à cette époque les devoirs de Premier Médecin de l'Empereur*

Napoléon, le forcèrent de cesser ses Cours, et l'ouvrage ne fut pas publié ».

Les Aphorismes *constituent la troisième partie du manuscrit. « Ce sont, dit Mérat, des préceptes sur les maladies ou sur des points différents de Médecine. Ils sont le résultat d'une longue et nombreuse pratique, et de méditations profondes. Ils ne contiennent pas de descriptions complètes de maladies, si ce n'est de deux ou trois, telles que la maladie du cœur, la phtisie laryngée, le squirrhe de l'estomac. Du reste, ce sont des observations détachées ». Corvisart les a classées en quatre grands chapitres. Afin de guider le lecteur et d'attirer son attention sur les points les plus intéressants de cette œuvre du grand clinicien, nous avons écrit, en tête de chaque chapitre, un bref* Argument, *en indiquant, pour chaque fait signalé, le numéro de l'*Aphorisme *auquel il se rapporte.*

Nous avons dû, çà et là, supprimer des redites dans le texte ; modifier le classement de certains Aphorismes, dont le numéro faisait double emploi avec d'autres Aphorismes de nature tout à fait différente. En dehors de ces quelques opérations de mise en ordre, nous avons religieusement respecté le texte même de Corvi-

sart et conservé ses expressions originales quelque démodés qu'en fussent aujourd'hui les termes.

En faisant connaître ces Aphorismes de Corvisart *au public médical, nous espérons qu'ils pourront contribuer à mettre en lumière et à rappeler la haute valeur scientifique et morale de cet homme admirable, dont le dévouement et le désintéressement n'étaient égalés que par une bonté, une modestie, une philosophie des plus étendues.*

CORVISART *restera pour tous le créateur génial de la Clinique médicale en France et l'un des fondateurs de l'Anatomie pathologique.*

APHORISMES
DE
MÉDECINE CLINIQUE

PAR LE BARON

CORVISART

PREMIÈRE SECTION

GÉNÉRALITÉS
LA MÉDECINE SYMPTOMATIQUE
L'HUMORISME — LE DÉLIRE
LA PERCUSSION DE LA POITRINE
L'INVASION DES MALADIES — LES CRISES

ARGUMENT
DE LA PREMIÈRE SECTION

La première *section des* Aphorismes de Corvisart, *est consacrée à divers sujets :* Généralités ; la médecine symptomatique ; l'humorisme ; le délire ; la percussion de la poitrine ; l'invasion des maladies ; les crises.

Dans les chapitres qui constituent les généralités, *on trouve, énoncés, de nombreux préceptes sur la nature ou les caractères des maladies ; ils sont autant d'axiomes. On y rencontre aussi, des réflexions sur l'Art médical et sur ce qu'on appelait autrefois l'habitus médical, c'est-à-dire la manière d'être du Médecin. On doit regarder ces aphorismes, comme des règles admirables de déontologie, méritoires par leur sincérité, leur vérité parfois un peu brutale, leur honnêteté et leur dignité. On sent que celui qui a pu les concevoir et les répéter dans son enseignement, ne pouvait être qu'un homme supérieur, d'une franchise absolue, d'une probité irréprochable, ayant une haute opinion de la Profession médicale et l'érigeant en véritable sacerdoce.*

En ce qui concerne les maladies, *voici les faits les plus saillants : la Médecine n'est pas l'Art de guérir les maladies, mais l'Art de les traiter, dans le but de guérir, de soulager ou de contenter les malades* [*1*]. — *Le plus grand nombre des maladies est compliqué ; s'il en existe qui soient simples, elles sont fort rares* [4]. — *Les maladies sont différentes entre elles ; il n'y a pas plus deux maladies semblables, dans la nature, qu'il n'y a deux feuilles de plantes exactement semblables* [3]. — *Il y a une multitude de maladies, dont il est très facile de dire ce qu'elles ne sont pas, mais dont il est difficile de dire ce qu'elles sont au juste* [6]. — *De nombreuses maladies sont héréditaires ; le Médecin doit rechercher les antécédents familiaux* [11].

Dans les trois quarts des maladies, les causes prédisposantes sont inconnues ; de même, souvent, que les causes occasionnelles [12]. — *Les maladies organiques sont extrêmement fréquentes et toujours incurables* [13]. — *Les maladies changent avec les constitutions annuelles* [18]. — *Souvent, dans les maladies, l'indication curative est facile à saisir, mais difficile ou impossible à remplir* [23].

L'exercice de la Profession médicale *a inspiré à l'illustre auteur les remarques suivantes :*

Il y a des cas, que la sagacité humaine ne peut prévoir, ni soupçonner ; le Médecin vraiment de bonne foi ne doit alors faire aucune difficulté pour avouer son ignorance [4]. — *Dans les cas douteux, il doit se tenir dans une sage réserve et observer la nature, au lieu de trancher du savant, comme on le voit faire si souvent, ce qui est alors le partage de la présomption ou de l'ignorance* [5]. — *Le Médecin doit être très réservé en fait d'innovations. Quand, par exemple, on lui propose des remèdes nouveaux, il est de la dernière importance qu'il ne s'en serve, que lorsque des expériences lui en auront démontré l'utilité* [7]. — *Le Médecin praticien qui veut être réellement utile, doit plutôt s'appliquer à bien traiter les maladies, qu'à s'occuper de leur classification* [*8*]. — *Avant toute chose, le Médecin ne doit pas nuire* [*24*]. — *Le Médecin doit bien se garder de la manie de tout expliquer* [*29*].

De la Médecine symptomatique. — *Dans une quinzaine d'aphorismes, Corvisart définit, précise et juge la Médecine symptomatique : elle consiste à ne traiter que les symptômes apparents d'une maladie* [*31*]. — *On la pratique surtout, quand la cause d'une maladie n'est pas connue ou qu'elle est indestructible, comme par exemple dans la goutte, l'asthme ou les lésions organiques du cœur* [*32*]. — *Cependant, il est des cas, où la cause étant bien connue, on en est réduit à cette pratique* [*33*]. — *De sorte, qu'on doit reconnaître, que dans les trois quarts des maladies, on fait sciemment de la Médecine symptomatique, et que, dans l'autre quart, on en fait aussi sans s'en douter* [*34*].

En général, on doit négliger les petits symptômes, qui n'ont souvent qu'une durée éphémère [*36*].

On est frappé par la justesse et la sincérité de ces préceptes, pour lesquels il n'est pas d'époque, et qui demeurent aussi vrais aujourd'hui qu'au moment où ils ont été écrits.

*Dans les quelques pages consacrées à l'*humorisme, *Corvisart estime que les altérations des humeurs sont démontrées, dans bien des cas : on peut le constater à l'examen des produits rejetés et aussi à l'ouverture des cadavres* [*37 à 40*]. — *Il en résulte, que beaucoup de maladies sont provoquées par ces altérations des humeurs* [*41*]. — *Le Médecin de bonne* *foi, ne doit être partisan d'aucun système exclusif (humorisme ou solidisme). Il doit tour à tour admettre l'un ou l'autre, suivant les circonstances* [42].

Les considérations sur le délire *sont des plus intéressantes : toutes les fois qu'il existe, le délire est un mauvais signe* [43]. — *Dans les maladies aiguës, il peut être caractérisé par une diversité très nette d'idées délirantes, ou au contraire être fixe et poursuivre opiniâtrement la même idée* [44]. — *Dans quelques fièvres continues il est tranquille, par faiblesse générale* [45].

La percussion de la poitrine *est traitée de main de maître, et l'on sent ici que ce sujet a éveillé toute l'attention de Corvisart et sollicité de sa part les réflexions les plus étendues. On est stupéfait de trouver en quelques pages, les indications complètes d'un moyen d'exploration aussi important.*

La percussion de la poitrine est la meilleure pierre de touche que nous ayons pour reconnaître beaucoup de maladies de cette cavité, ou en éclairer la connaissance ; elle permet de juger du volume du cœur, de l'état des poumons, des épanchements pleuraux, de la situation d'une collection purulente (vomique), d'une tumeur et même du degré de ces diverses maladies [46]. — *Il faut connaître le son normal et s'habituer à le reconnaître, avant de vouloir apprécier ses modifications dans les maladies. De même, on doit apprendre la topographie de la sonorité des diverses régions thoraciques* [47], *et celle des zones mates* [49]. — *Il faut se familiariser aussi avec la sensation digitale de l'élasticité pulmonaire si utile, qu'* « avec ce tact, un sourd pourrait exercer la percussion » [5o]. *Corvisart insiste sur l'utilité pratique de cette percussion et déclare, qu'on ne saurait trop s'en servir* [51].

Avec l'invasion des maladies, *nous revenons aux règles de la pathologie générale : une maladie a presque toujours deux invasions : la première, pendant laquelle les malades éprouvent des symptômes légers, mais ne s'arrêtent pas et vaquent à leurs occupations ; la deuxième, la véritable, a des signes plus sévères, qui les forcent à s'aliter* [52]. — *Les signes de l'invasion varient beaucoup suivant les maladies, même dans celles qui sont semblables. On a donc tort de dire que, toujours, telle maladie commence de telle ou telle manière* [53].

On ne saurait trop apprécier ces conceptions si vraies et si justes, dont l'affirmation était rendue nécessaire par la tendance, très marquée à cette époque, d'établir des descriptions artificielles des maladies, dans le but de les faire rentrer dans un cadre nosologique pour ainsi dire schématique. Il en résultait, que les Praticiens avaient une conception théorique erronée des signes descriptifs des maladies et qu'ils étaient tout à fait incapables d'en reconnaître la nature, quand ils devaient affronter l'examen clinique du malade et passer de la théorie à la pratique.

L'étude des crises *si importantes pour les anciens Médecins, est abordée par Corvisart, avec sa netteté d'esprit et sa justesse d'appréciation habituelles. Il établit d'abord, que les jours critiques des Anciens, et en particulier, les jours septénaires, n'existent pas* [54]. — *Il se demande, si on doit bien donner le nom de crises à l'émission des sueurs, des selles, des urines, des crachats, ou encore à des hémoptysies, etc.* [*56*]. — *A son avis, la plupart des maladies se jugent en bien ou en mal, petit à petit, et vont graduellement en s'aggravant ou en s'améliorant* [*57*]. — *L'Art doit aider ce travail d'évolution ou le provoquer* [*58*]. — *Mais ce processus est impossible à expliquer ; par exemple, comment comprendre que quelques croûtes autour des lèvres, dans le cours d'une maladie, annoncent un pronostic favorable* [*59*] ; *il en est de même, des décharges intestinales* (embarras gastriques) *par lesquelles se terminent certaines maladies* [*60*].

APHORISMES
DE MÉDECINE CLINIQUE

PREMIÈRE SECTION

GÉNÉRALITÉS

I La Médecine n'est pas l'Art de guérir les maladies ; c'est l'Art de les traiter, dans le but de guérir, de soulager ou de contenter les malades. On sent bien que la première définition serait souvent fausse.

II Le plus grand nombre des maladies est compliqué : s'il en existe qui soient simples, elles sont fort rares.

III Les maladies ne se ressemblent pas entre elles, même celles qui sont de la même espèce. Il n'y a pas plus deux maladies semblables dans la nature, qu'il n'y a deux feuilles de plantes exactement pareilles.

IV Il y a, en Médecine, des cas que toute la sagacité humaine ne peut prévoir, ni soupçonner. Le Médecin véritablement de bonne foi ne doit alors faire aucune difficulté pour avouer son ignorance.

V Dans les cas obscurs, il doit se tenir dans une sage réserve et observer la nature, au lieu de trancher du Savant, comme on le voit faire si souvent. Cette dernière manière de se conduire ne peut être que le partage de la présomption ou de l'ignorance.

VI Il y a une multitude de maladies, dont il est très facile de dire ce qu'elles ne sont pas, mais dont il est difficile de dire ce qu'elles sont au juste.

VII En fait d'innovations, le Médecin doit être très réservé. S'il s'agit de mots nouveaux, il ne doit les admettre que quand la nécessité lui en est bien prouvée : s'il est question de nomenclature, comme cela lui est presque étranger, en tant que Médecin praticien, il doit peu s'en occuper. Mais, lorsqu'on lui propose des remèdes nouveaux, il est de la dernière importance qu'il ne s'en serve, que lorsque des expériences particulières, prudemment faites, lui en auront démontré l'utilité.

VIII Le Médecin praticien, qui veut être réellement utile, doit plutôt s'appliquer à bien traiter les maladies, qu'à rechercher à quelle classe, à quel ordre, à quel genre, elles appartiennent.

IX Il ne faut pas se hâter de donner un nom à une maladie, parce que, souvent, on serait obligé le lendemain de le changer. Il y a telle maladie, qui prise au commencement, au milieu, à la fin de son évolution, offrirait des caractères propres à la faire ranger dans trois classes très différentes.

X Lorsqu'un cas paraît obscur et qu'il n'y a pas de danger à différer le traitement, il faut s'en tenir à des moyens généraux, jusqu'à meilleure information (*diagnosis incerta, standum in generalibus. — Stoll*).

XI De nombreuses maladies sont héréditaires, même un certain nombre, où on ne le soupçonne ordinairement pas. En général, les affections morbides des parents éclairent quelquefois beaucoup celles de l'individu qu'on observe : on doit donc toujours s'enquérir avec soin des maladies des père et mère.

XII Dans les trois quarts des maladies, les causes prédisposantes sont inconnues ; les causes occasionnelles le sont aussi fort souvent.

XIII Les maladies organiques sont, en général, d'une fréquence extrême ; malheureusement, toutes sont incurables et beaucoup sont mortelles. On peut assurer, sans craindre d'exagérer, que sur cent individus qui meurent, plus de la moitié présente des lésions organiques.

XIV Les correspondances symétriques, que quelques auteurs prétendent exister chez l'homme, par exemple une hémorragie nasale du côté de la poitrine affectée, n'ont que rarement lieu, comme l'expérience le prouve journellement.

XV Il est des maladies qu'on entend plutôt qu'on ne les voit : telles sont, la plupart de celles de la gorge et du larynx, la phtisie laryngée, les angines, etc.

XVI On a remarqué que les gens qui ont une grosse tête sont plus disposés aux affections du cerveau que les autres.

XVII Quand les constitutions atmosphériques fomentent des maladies, des épidémies, etc., les moyens que l'on met en usage pour combattre ces maladies, sont beaucoup moins efficaces, que le changement des qualités de l'atmosphère qui y ont donné lieu.

XVIII Les maladies changent avec les constitutions annuelles, mais il semble que leur durée et, au bout de plusieurs années, leur nature sont différentes. Par exemple, il y a une vingtaine d'années, les maladies avec transport au cerveau et délire violent, étaient très communes, tandis qu'elles sont très rares actuellement. Cette observation a été faite dans le même hôpital et sur le même nombre de malades.

XIX Il y a, dans les maladies, deux espèces de sommeil : l'un, salutaire, qui repose les malades ;

l'autre, nuisible, qui aggrave leur situation. Ce dernier prend le nom de somnolence, d'assoupissement, de coma, etc., selon son intensité et ses caractères.

XX On distinguera toujours le sommeil apoplectique de tout autre sommeil morbide, en examinant le pouls, qui doit être, dans ce cas, grand, plein, dur et rare.

XXI Lorsqu'on observe un malade à son réveil, ses idées ne sont pas nettes et il a la parole embarrassée. Les symptômes qu'il présente alors semblent plus mauvais ; pour en bien juger, il faut l'éveiller complètement.

XXII Quelquefois, la simple translation d'un malade, d'un lieu dans un autre, change beaucoup les symptômes qu'on observait d'abord; ils sont ordinairement moins mauvais après le changement de lieu. Cette vérité n'est constatée que quand la respiration n'est pas essentiellement lésée; quand une lésion est le principal symptôme morbide, comme dans la péripneumonie, le mouvement l'accentue beaucoup et le malade paraît plus mal.

XXIII Souvent, dans les maladies, l'indication curative est facile à saisir, mais difficile ou impossible à remplir. On voit bien, par exemple, que dans l'apoplexie, il faudrait débarrasser le cerveau de l'épanchement qui la provoque, mais on ne sait comment s'y prendre.

XXIV Dans des cas très obscurs, on est réduit à la méthode d'essai : bien entendu, il ne faut pas que le remède soit pire que le mal. Avant toute chose, il faut ne pas nuire (*Primum non nocere*).

XXV Quand un moyen thérapeutique n'est pas contre-indiqué, on peut en permettre l'usage, même si on n'en espère guère obtenir un succès.

XXVI Dans toutes les maladies qui finissent par la cachexie, il s'amasse des liquides dans les cavités. Ces épanchements consécutifs ne constituent pas les maladies elles-mêmes.

XXVII La douleur produite par la répercussion de la gale est très différente de toutes les autres douleurs ; elle est cuisante et brûlante, suivant les expressions des malades.

XXVIII On a l'habitude de cesser ordinairement tout médicament un peu actif, dans les temps où les femmes ont leurs règles. C'est une coutume, dont le praticien apprend à se départir. Il est d'observation qu'on peut, sans le moindre inconvénient, purger, faire vomir, baigner, saigner, les femmes qui ont leurs règles. C'est surtout dans les cas où le moment presse, et où il peut y avoir *periculum in mora*, qu'il est urgent de passer sur l'opinion reçue jusqu'ici, car, dans le cas où un léger retard est indifférent, il vaut mieux céder quelque chose au préjugé et remettre les moyens employés à quelques jours.

XXIX Le Médecin doit bien se garder de la manie de tout expliquer. Il doit savoir que la nature, cachée dans beaucoup de ses opérations, l'est surtout dans les maladies. Il ne doit être que son observateur et non son confident.

DE LA MÉDECINE SYMPTOMATIQUE

XXX On appelle *Médecine symptomatique*, celle qui consiste à ne traiter que les symptômes apparents d'une maladie. On sent bien qu'en faisant évanouir complètement ces symptômes, on fait évanouir la maladie elle-même.

XXXI On fait de la Médecine symptomatique, toutes les fois que la cause d'une maladie n'est point connue, ou qu'étant connue, elle est indestructible.

XXXII On ne connaît pas la cause de la goutte, de l'asthme et on fait de la Médecine symptomatique, pour en soulager les symptômes. On ferait également de la Médecine du symptôme, dans une lésion organique du cœur, que l'on saurait causée par l'ossification des valvules, parce qu'on sait que cette cause est indestructible.

XXXIII Bien plus, malgré qu'une maladie et ses causes soient bien connues, il n'est pas moins vrai que, le plus souvent, on ne peut faire la Médecine du fond et qu'on est réduit à celle du symptôme. Je suppose une péripneumonie inflammatoire due à une suppression de la transpiration ; on n'ira pas chercher à rétablir cette fonction, parce que l'expérience a appris que cela est impossible, mais on saignera, on donnera des antiphlogistiques, etc., pour remédier au mauvais état de la respiration et de la circulation. On fait donc de la Médecine symptomatique.

XXXIV D'où il faut conclure, que dans les trois quarts des maladies, on fait sciemment de la Médecine symptomatique, et que dans l'autre quart, on la fait souvent sans s'en douter ; — qu'il y a une multitude de cas, où on ne fait que la Médecine du symptôme, bien que l'on croie faire la Médecine du fond, et qu'on s'abuse souvent à ce sujet.

XXXV Il faut donc aller au jour le jour, c'est-à-dire à fur et mesure que les phénomènes se présentent, quand on fait la Médecine du symptôme. Cependant, dans les maladies de tout le corps (*morbus totius substantiæ*), les cachexies, etc., les symptômes variant presque à chaque instant, si on voulait en faire la Médecine, il y a tel jour où il faudrait changer dix fois de médicaments.

XXXVI Et en général, dans ces maladies, comme dans toutes les autres, il faut négliger les petits symptômes, qui n'ont souvent qu'une durée éphémère, qu'ils dépendent ou ne dépendent pas de la maladie principale. En guérissant cette dernière, les premiers s'évanouiront, soit spontanément, soit par l'effet des médicaments employés.

SUR L'HUMORISME

XXXVII La dégénérescence putride des humeurs est bien prouvée dans l'économie animale, par le goût d'œufs pourris, par les saveurs aigres, nauséabondes, etc., que les malades éprouvent dans la bouche; par la fétidité des urines et des selles dans les maladies putrides, par la dissolution du sang, dans les mêmes maladies, etc.

XXXVIII L'acrimonie des humeurs est également prouvée, aux yeux des praticiens, dans bien des cas : les maladies de la peau, les affections cancéreuses en sont des exemples non équivoques.

XXXIX La bile varie par la quantité, la couleur, la densité, la viscosité, la saveur, etc. Dans presque tous les vomissements, l'inspection des matières vomies et le rapport des malades en font foi.

XL Des ouvertures cadavériques prouvent que rarement on trouve les mêmes humeurs deux fois dans le même état. Or, cette différence dans les humeurs du cadavre est certainement l'effet de la maladie et non de la mort, car, comme cette dernière est toujours la même, si c'était un de ses produits, on devrait rencontrer les humeurs dans le même état ; ce qui n'a pas lieu.

XLI Ces considérations portent donc à conclure que beaucoup de maladies sont causées par le vice des humeurs.

XLII Cependant, le Médecin de bonne foi, sans systèmes, ni préventions, n'est ni solidiste, ni humoriste exclusivement. Selon la nature de la maladie, il est tantôt l'un, tantôt l'autre et le plus souvent l'un et l'autre.

SUR LE DÉLIRE

XLIII Dans toutes les maladies, le délire est un mauvais symptôme. Dans celles dont il fait le caractère principal, il est d'autant plus fâcheux qu'il est plus intense et plus continu.

XLIV Il y a une différence dans la manière dont un malade, pris d'affection aiguë, délire, qui est remarquable ; ou il change d'idées et par conséquent de discours à tout instant, ou bien il poursuit opiniâtrement la même idée et entre dans différents détails à son sujet.

XLV Il y a un délire tranquille qui arrive dans quelques fièvres continues surtout vers la fin, qui tient à la faiblesse et au vide des vaisseaux.

SUR LA PERCUSSION DE LA POITRINE

XLVI La percussion de la poitrine est la meilleure pierre de touche que nous ayons pour reconnaître, ou du moins pour éclairer la connaissance de beaucoup de maladies de cette cavité. Par son moyen, on s'assure du volume augmenté du cœur, de l'engorgement des poumons, des épanchements dans les cavités de la plèvre, de la situation d'une vomique, d'une tumeur, etc., etc. On va même jusqu'à estimer le degré de la maladie.

XLVII Il faut s'habituer à connaître le son ordinaire, que rend une poitrine faible, afin d'estimer la différence qu'il y a dans l'état de maladie et pouvoir juger du degré de cette dernière. Il faut également connaître les endroits de la poitrine qui résonnent naturellement moins, qui sont les suivants : la région des omoplates ; celle du rachis ; l'extrémité inférieure de la cavité droite, à cause de la présence du foie, et celle des mamelles quand elles ont un certain volume. La région sternale résonne ordinairement la mieux de toutes celles de la poitrine.

XLVIII On a dit que la région du cœur résonnait naturellement moins : cela n'est pas exact. Elle résonne moins si la mamelle derrière laquelle il est situé est volumineuse ; mais ce n'est point à cause du cœur, puisque la région correspondante du côté droit n'y résonne pas plus, malgré que le cœur n'y soit pour rien.

XLIX On s'assure du degré juste de la lésion des organes pulmonaires, en distinguant les parties qui ne résonnent pas, de celles qui résonnent ; ce que l'on apprend facilement en parcourant toutes les régions de la poitrine. Quand une partie ne résonne pas du tout, on dit qu'elle résonne comme une cuisse (*tanquam percussu femoris. Stoll*) ; ce qui est exact en effet.

L Quand on percute une poitrine saine, on sent, avec un peu d'habitude, les poumons revenir sous les doigts et être élastiques, ce qui n'a pas lieu lorsqu'ils sont endurcis et non crépitants. Avec ce tact, un sourd pourrait exercer la percussion.

LI D'après ce que nous venons de dire, on sent de quelle utilité doit être la percussion dans le diagnostic des maladies de la poitrine. C'est pourquoi on ne saurait trop se servir de ce moyen.

SUR L'INVASION DES MALADIES

LII Une maladie a presque toujours deux invasions : la première, dans laquelle les malades éprouvent quelques symptômes légers mais continuent, malgré cela, de vaquer à leurs occupations : la seconde, la véritable, est celle où ils sont obligés de s'aliter. Cette distinction est frappante dans les maladies exanthématiques. Cette circonstance de l'invasion des maladies donne lieu, à quelques Médecins, de choisir tantôt l'une, tantôt l'autre de ces invasions, selon qu'ils en ont besoin pour compter les jours critiques et expliquer les phénomènes qui arrivent.

LIII Chaque maladie, même parmi celles qui sont semblables, varie dans l'invasion. Le rapport des malades apprend que, soit pour la durée, l'intensité, la continuité ou l'intermittence, etc., les divers symptômes, tels que le frisson, la chaleur, etc., se montrent différemment. Ainsi, on a donc tort de dire que toujours telle maladie commence de telle ou de telle manière.

SUR LES CRISES

LIV Les jours septénaires des Anciens et en général tous les jours critiques ne le sont pas plus que les autres jours des maladies. Il n'y a point de véritables jours critiques numériquement parlant.

LV Il y a même rarement des crises, dans les maladies qui en sont susceptibles.

LVI Doit-on donner le nom de crise à des sueurs, à des selles ou à des hémorragies, à des urines, à des crachats, etc., qui ne jugent pas en bien les maladies ?

LVII La plupart des maladies se jugent soit en bien, soit en mal, petit à petit (*partitim*) et vont graduellement en empirant ou en diminuant.

LVIII Cependant l'Art doit quelquefois en produire d'artificielles ou aider celles qui se présentent et qui seraient incomplètes.

LIX Il est difficile d'expliquer comment quelques croûtes, autour des lèvres, venues dans le cours d'une maladie, sont quelquefois d'un pronostic heureux. Serait-ce une espèce de crise ?

LX L'embarras gastrique, qui survient quelquefois à la fin des maladies en est peut-être une espèce de crise ? N'est-ce pas de là qu'est venu l'usage de purger à la suite des maladies ?

APHORISMES
DE
MÉDECINE CLINIQUE

PAR LE BARON

CORVISART

DEUXIÈME SECTION

MALADIES AIGUES

LA PÉRIPNEUMONIE — LA TOUX
LA COLIQUE MÉTALLIQUE — LES FIÈVRES :

A) LES FIÈVRES CONTINUES :
1o LA FIÈVRE MALIGNE OU ATAXIQUE ;
2o LA FIÈVRE PUTRIDE OU ADYNAMIQUE ;
3o LA FIÈVRE RÉMITTENTE BILIEUSE ;
4o LES FIÈVRES CONTAGIEUSES ;

B) LES FIÈVRES INTERMITTENTES

ARGUMENT

DE LA DEUXIÈME SECTION

La deuxième section des Aphorismes *traite des* Maladies aiguës. *A l'époque où vivait Corvisart, on admettait, à la suite de Pinel, que parmi les* Maladies aiguës *ou* phlegmasies, *les unes ont une action locale, les autres ont une action générale.* Les premières atteignent localement : *des tissus, par exemple, la peau (phlegmasies cutanées), les membranes muqueuses (voies respiratoires, intestin, vessie, etc.), les membranes séreuses (plèvre, péricarde, péritoine), les tissus cellulaires et les organes parenchymateux (poumon, cœur, foie, rate, rein, utérus). De cette dernière catégorie relève la* péripneumonie, *à laquelle Corvisart consacre un nombre important d'aphorismes; la* toux, *un de ses symptômes, s'y trouve ajoutée. On ne voit pas pourquoi* la colique métallique *se trouve figurer dans cette section.*

Les phlegmasies d'ordre général *sont les* fièvres, *qui doivent être distinguées en* fièvres continues *et en* fièvres intermittentes.

a) Les fièvres continues *comprennent :* 1° La fièvre maligne *ou* ataxique ; 2° la fièvre putride *ou* adynamique ; 3° la fièvre rémittente bilieuse ; 4° les fièvres contagieuses.

b) les fièvres intermittentes.

La péripneumonie *est une phlegmasie parenchymateuse du poumon, qui doit être soigneusement différenciée de la pleurésie (phlegmasie séreuse) ; le meilleur moyen de reconnaître la péripneumonie, est l'emploi de la percussion, complétée par les autres signes* [*63*]. *La non-résonnance des parties postérieures du poumon, est d'un mauvais pronostic, parce qu'elle indique que là se fixe la maladie* [*64*] *; celle des parties antérieures (poitrine) fait prévoir une mort prochaine* [*65*]. *Quand la péripneumonie récidive, elle le fait toujours au siège de la première atteinte* [*61*] *; là-aussi, se localise en général la douleur* [*62*]. *La péripneumonie se différencie de la pleurésie par des signes certains ; la pleuropneumonie est intermédiaire aux deux maladies précédentes* [*67*]. *On peut employer la saignée, avec utilité, contre les péripneumonies inflammatoires* [*68*], *de même que l'émétique* [*69*], *que les vésicatoires* [*70*]. *Le pronostic de toute péripneumonie est toujours grave ; il est souvent funeste* [*74*] *; les malades meurent alors avec un véritable catarrhe suffocant* [*75*]. *A l'autopsie des péripneumoniques, on trouve quelquefois un épanchement dans la poitrine et des signes de congestion dans le poumon* [*76*].

Dans la péripneumonie, la toux s'accompagne fréquemment « d'une expectoration hâtive, libre, copieuse, mêlée de peu de sang » (Pinel). Dans une note brève sur la toux, *Corvisart rappelle, que dans un simple rhume, on peut constater des crachats teintés de sang ; mais l'absence des signes de toute lésion pulmonaire, prouve que ces crachats sanguinolents ne dépendent pas d'une maladie inflammatoire du poumon* [78]. *Certaines tumeurs ou anévrismes qui compriment la trachée ou les bronches provoquent une toux mécanique* [79].

La colique métallique *a été désignée antérieurement par Stoll, sous le nom de* colique de plomb (colica saturnina). *Elle est déterminée par certains métaux et spécialement par le plomb ou ses préparations* [80]. *Ses signes caractéristiques sont : des douleurs intestinales (coliques), la rétraction de l'abdomen, la constipation. Aucun d'entre eux, en particulier, n'est pathognomonique* [81]. *On doit y joindre une paralysie des extrémités supérieures* [82]. *Le pronostic est bénin, quand on intervient à temps, par un traitement convenable* [84], *par exemple, par celui de la Charité (purgatifs, sudorifiques, narcotiques), qui est le meilleur de tous et amène la guérison en moins de quinze jours* [85]. *En cas de décès, l'autopsie ne révèle aucune lésion nette* [86]. *C'est par erreur, que Corvisart distingue de la colique métallique, la colique végétale, dite du Poitou, qu'il considère comme très différente* [87], *et qui, en réalité, est identique.*

On ne saisit pas la raison pour laquelle Corvisart a classé dans la section des maladies ou phlegmasies aiguës, une maladie considérée alors, comme une simple névrose des fonctions nutritives.

Corvisart a exposé, dans un nombre important d'aphorismes, ses idées sur les fièvres. *A cette époque, Pinel, — le Chef de l'Ecole clinique de la Salpêtrière, laquelle cherchait à rivaliser avec l'Ecole clinique de la Charité, — s'efforçait d'établir une doctrine générale des fièvres, dans sa* Nosographie philosophique *et dans son* Livre de la Médecine clinique. *Il distinguait* : 1° les fièvres primitives ; 2° les fièvres secondaires, *qui se développaient à la suite d'un état de phlegmasie.*

Les fièvres primitives ou essentielles, *très communes, naissent de causes très diverses. Elles peuvent être* continues, rémittentes *ou* intermittentes. *Elles sont groupées en cinq ordres caractérisés par cinq états :* 1° l'état pléthorique *ou* inflammatoire ; 2° l'état bilieux ou gastrique sans fièvre ; 3° l'état muqueux ; 4° l'état putride ou adynamique; 5° l'état ataxique.

Corvisart admet, dans ses grandes lignes, cette classification ; il étudie deux grands groupes des fièvres : les unes, continues, *les autres,* intermittentes. *Dans* les fièvres continues, *il distingue d'abord* la fièvre maligne ou ataxique [88]; la fièvre putride *ou* adynamique*, dont un symptôme fâcheux, est* la tympanite intestinale [91]. *On peut la traiter par la saignée* [92]. *A l'autopsie, on ne constate aucune lésion des organes* [93]. La fièvre rémittente bilieuse, *qui prend le nom de* fièvre bilieuse gastrique rémittente, *quand elle a des symptômes gastriques* [96] ; les fièvres contagieuses, *qui ont une forme épidémique et une forme sporadique* [99] ; *leur pronostic est généralement fâcheux* [100].

Dans les fièvres intermittentes, *on doit retenir que tous les caractères distinctifs indiqués habituellement, sont obscurs ou faux. Pour s'y reconnaître il faut considérer les accès. S'ils sont égaux en jours, la fièvre est quotidienne ;*

s'il y a alternances avec un plus fort, la fièvre est double tierce ; si elle a deux faibles et un fort, elle est triple quarte [101]. On ne doit pas considérer comme indispensables les signes indiqués par les auteurs (frisson, chaleur et sueur). Rien n'est plus fantaisiste que l'ordre dans lequel ils se présentent, et l'un d'eux peut manquer [102]. Les accès, qui ne se terminent pas par la sueur, sont plus opiniâtres [103]; par contre, lorsqu'ils diminuent régulièrement de longueur et d'intensité, on peut les abandonner à la nature [104]. On peut traiter ces fièvres par le kina [107], mais la fièvre disparue, il faut continuer l'usage du kina pendant quelque temps, pour en éviter le retour [108]. Le kina est employé en décoction ou en nature, ce qui est plus efficace [109], mais il faut que le ventre soit libre [110]. Il ne faut pas purger un convalescent de fièvre intermittente, car les purgatifs ramènent souvent la fièvre [111].

DEUXIÈME SECTION

MALADIES AIGUËS

DE LA PÉRIPNEUMONIE

LXI Lorsqu'une péripneumonie (ou une pleurésie) récidive, elle affecte presque toujours le côté de la poitrine qu'elle avait attaqué auparavant.

LXII La douleur a également beaucoup de tendance à se montrer dans le côté de la poitrine qui a été le siège d'une inflammation.

LXIII La percussion, jointe aux autres signes de cette maladie, est le meilleur moyen qu'on ait de la reconnaître. Il est nécessaire de la pratiquer souvent afin de savoir à quoi s'en tenir sur ses progrès ou sa diminution.

LXIV Dans la péripneumonie, quand les parties postérieures du poumon ne résonnent pas, cela est plus mauvais que si c'étaient les antérieures qui fussent dans le même cas, parce que c'est une preuve que cette partie du poumon, qui est la plus considérable, est le siège de la maladie.

LXV Si, dans une péripneumonie le côté de la poitrine malade manque de son dans une grande étendue, *a fortiori* si c'est dans toute, on peut pronostiquer la mort très prochaine du malade, quels que soient les autres symptômes de la maladie.

LXVI Dans une fièvre aiguë, la rougeur de la pommette n'indique pas toujours que le poumon de ce côté soit malade. On a même vu, quelquefois, dans une phlegmasie du poumon, la rougeur paraître à la pommette opposée.

LXVII La pleurésie diffère de la péripneumonie : par une respiration plus courte, plus empêchée, plus douloureuse à chaque inspiration ; les malades hésitent à respirer, dans l'appréhension de la douleur : par une douleur plus vive, plus superficielle, quelquefois sensible et augmentant à la pression externe ; et enfin parce que le poumon n'étant que point ou peu attaqué, la poitrine résonne presque comme dans l'état naturel. Une pleurésie franche et simple est une chose fort rare. La pleuropéripneumonie est plus commune ; ses caractères sont intermédiaires entre ceux de la pleurésie et ceux de la péripneumonie.

LXVIII On sait que la saignée est un des bons moyens à employer dans les péripneumonies inflammatoires. Lorsqu'on s'en sert, il faut la pratiquer surtout dans les paroxysmes de cette maladie.

LXIX Non seulement l'émétique peut être employé dans les péripneumonies bilieuses, mais encore dans toutes celles qui sont humorales, non pas toujours dans le dessein de nettoyer l'estomac, mais plutôt quelquefois pour procurer aux poumons des secousses, par le moyen du vomissement, qui expriment, pour ainsi dire, les molécules humorales et les forcent à sortir.

LXX Les vésicatoires, sur l'endroit douloureux, sont d'un grand secours, dans les péripneumonies, quand il est un peu superficiel, et, surtout dans les pleurésies. Il n'est pas nécessaire de les laisser suppurer : quand ils sont secs on en applique d'autres.

LXXI On peut, lorsqu'il est nécessaire et qu'ils sont indiqués, se servir de suite des trois moyens précédents. On fait d'abord une saignée convenable, puis on donne un vomitif et on applique ensuite un vésicatoire.

LXXII Dans les péripneumonies, le pouls est toujours semblable des deux côtés, malgré que quelques auteurs disent le contraire.

LXXIII L'émétique qui augmenterait la sanguinolence des crachats si la péripneumonie était inflammatoire, la fait disparaître souvent, lorsqu'elle n'est que bilieuse.

LXXIV Le pronostic de toute péripneumonie est toujours grave ; il est souvent fâcheux.

LXXV Dans plusieurs péripneumonies et principalement dans celles qui sont accompagnées de faiblesse, d'asthénie, les malades périssent avec un véritable catarrhe suffocant.

LXXVI A l'ouverture du cadavre de gens morts de péripneumonie, on trouve, quelquefois, de l'eau dans la poitrine, du côté affecté : cette hydropisie est consécutive à l'état du poumon. Le poumon est engoué, engorgé, endurci, non crépitant ; il présente dans son incision un aspect gris, ou jaunâtre, ou rouge ; il découle, de sa substance, une sérosité plus ou moins bise, plus ou moins rouge. On trouve, quelquefois à sa surface, des fausses membranes plus ou moins épaisses.

LXXVII La pleurésie, pour la marche, la terminaison et le traitement est tout à fait semblable à la péripneumonie.

DE LA TOUX

LXXVIII Les efforts de la toux, dans un simple rhume, détachent quelquefois des parcelles de sang, qui pourraient en imposer pour une maladie inflammatoire de la poitrine ; mais l'absence de fièvre et de la difficulté de respirer, le son pur de la poitrine, doivent empêcher de prendre le change à cet égard.

LXXIX Certaines tumeurs anévrismales ou autres, en pressant contre les poumons, la trachée, ou les bronches, déterminent une toux mécanique.

DE LA COLIQUE MÉTALLIQUE

LXXX La colique métallique est une maladie qui attaque : les ouvriers qui emploient certains métaux, surtout le plomb ou ses préparations ; ceux qui vivent dans l'atmosphère de ce métal, même sans y toucher ; et enfin, ceux qui introduisent dans leur corps des substances dans lesquelles entre ce métal.

LXXXI Les principaux symptômes qui la caractérisent sont : des douleurs intestinales plus ou moins vives, la rétraction de l'abdomen avec peu ou point de sensibilité à la pression, la constipation et l'absence de fièvre. Il faut le concours de tous ces symptômes, car aucun d'eux en particulier n'est pathognomonique.

LXXXII Par le défaut de traitement, ou par un traitement mal administré ou mal approprié, la colique métallique tend à dégénérer en paralysie des extrémités supérieures.

LXXXIII Cette maladie n'est nullement inflammatoire.

LXXXIV Le pronostic en est des plus heureux, quand les malades se font traiter à temps, et qu'on emploie un traitement convenable.

LXXXV Le seul traitement convenable est celui dit *de la Charité*, qui consiste en purgatifs, en sudorifiques et en narcotiques. La guérison a ordinairement lieu en moins de quinze jours.

LXXXVI Quand les malades succombent, l'inspection cadavérique ne montre aucune lésion organique : tout au plus, quelques légers rétrécissements des gros intestins, qui cèdent avec la plus grande facilité.

LXXXVII La colique végétale appelée vulgairement *colique du Poitou*, a quelques rapports avec cette maladie, mais elle en diffère tellement par d'autres caractères, qu'on doit la regarder comme une maladie distincte.

A. — *SUR LES FIÈVRES CONTINUES*

1° Fièvre maligne

LXXXVIII La santé, étant l'état ordinaire de l'homme, il s'ensuit que toute maladie est réellement un désordre, une *ataxie*. Ainsi, on ne doit pas donner le nom d'*ataxique* à un genre particulier de fièvres, puisque cette épithète convient à toutes les maladies.

2° Fièvre putride

LXXXIX Le mot d'*adynamie* est dans le même cas, car la faiblesse est un symptôme de beaucoup d'affections ; ainsi *adynamique* ne peut guère spécifier un genre de fièvres.

XC L'épithète de *putride* convient mieux, dans beaucoup de circonstances, à la fièvre connue vulgairement sous ce nom, que toute autre : la sueur, les déjections, l'haleine, etc., jouissent de cette qualité à un degré très prononcé.

XCI La *tympanite* est un symptôme fâcheux de la *fièvre putride*. On doit remarquer, à ce sujet, qu'il y a deux espèces de tympanites, l'une qui a son siège dans l'intestin et l'autre qui a le sien dans la cavité du péritoine. Celle des fièvres putrides est de la première espèce; elle annonce la faiblesse intestinale et est causée par la distension des gaz de cette partie, distension que les médicaments toniques que l'on donne pour cette fièvre, favorisent peut-être encore.

XCII On peut, dans le traitement de cette fièvre, se permettre l'usage de la saignée, lorsque la coloration de la face, la fréquence, le trouble et la dureté du pouls, la jeunesse du sujet, etc., l'indiquent. On a dans les derniers temps jeté beaucoup de défaveur sur ce moyen ; il est vrai qu'on en faisait abus.

XCIII Dans certaines fièvres putrides accompagnées de beaucoup de chaleur, où les lèvres, les gencives, les dents, la langue, sont encroûtées de matières épaisses, l'air arrive cru dans le poumon et y cause des inflammations que l'on retrouve dans les cadavres de ces malades.

XCIV Cependant, on ne trouve, le plus souvent, aucune lésion organique sensible dans les cadavres des personnes mortes de fièvres putrides et en général des fièvres essentielles simples.

3° Fièvre rémittente bilieuse

XCV On donne le nom de *rémittente* àu ne fièvre qui a un redoublement marqué, sans faire attention si ce redoublement est précédé de frisson ou non, parce que, dans la même fièvre, tantôt le phénomène a lieu, tantôt il manque.

XCVI On doit distinguer la fièvre bilieuse simple, de la fièvre bilieuse gastrique. La première est répandue dans tout le corps et est exempte de signes gastriques, la seconde est de même répartie dans tout l'individu, mais marche avec des signes gastriques presque constants. Cette dernière est presque une complication.

XCVII La plupart des fièvres bilieuses gastriques sont rémittentes.

XCVIII La durée des fièvres rémittentes gastriques n'est pas essentiellement de 42 jours, comme quelques Médecins le prétendent.

4° Fièvres contagieuses

XCIX On doit distinguer une contagion sporadique et une contagion épidémique.

C Toutes les fièvres de contagion rendent en général le pronostic fâcheux.

B. — *SUR LES FIÈVRES INTERMITTENTES*

CI La plupart des caractères que l'on donne pour distinguer la nature des fièvres intermittentes, les unes des autres, sont obscurs ou faux. Le seul moyen de se reconnaître, pour celles qui ont lieu toute la journée, est d'observer les accès ; s'ils sont égaux en force, la fièvre est quotidienne ; s'il y a alternativement un plus fort, la fièvre est double-tierce ; deux faibles et un fort, triple-quarte, etc. Quant aux accès séparés par plus d'un jour d'intervalle il n'y a point à s'y méprendre.

CII Il s'en faut bien que tous les accès des fièvres intermittentes suivent dans leur marche le mode tracé par les auteurs, savoir : frisson, chaleur et sueur. On en voit qui manquent d'un ou deux temps ; on en voit même d'autres, qui sont tout à fait renversés, c'est-à-dire qu'il y a d'abord sueur, ensuite chaleur, puis frisson. Il y a quelquefois des relâches entre les deux premiers temps de la fièvre et le dernier. Il n'est pas rare de voir arriver le frisson et la chaleur dans la journée et la sueur ne venir que dans la nuit.

CIII Lorsque la sueur ne termine pas, d'une manière quelconque, un accès de fièvre intermittente, la fièvre est ordinairement plus opiniâtre, bien que cela ne la rende pas plus dangereuse. Cependant il en résulte quelquefois l'hydropisie ; alors la maladie s'aggrave.

CIV Quand, dans une fièvre intermittente, les accès vont en diminuant graduellement de longueur et d'intensité, on peut les abandonner à la nature : si, au contraire, ils allaient en augmentant, on doit les supprimer.

CV-CVI Lorsque les accès d'une fièvre intermittente sont fixes, réguliers et tout à fait semblables, qu'en même temps il n'existe plus de signes de lésions gastriques ou autres, c'est un indice que ces accès sont dus à l'habitude nerveuse. On peut, dans ce cas, les supprimer.

CVII On peut hardiment donner le kina dans les fièvres intermittentes, quand on s'est assuré qu'il n'existe ni engorgement, ni hydropisie, etc., ce que le bon état du malade dans les jours intercalaires et un toucher un peu exercé apprendront facilement.

CVIII Le véritable fébrifuge, le seul qu'il faille mettre en usage, lorsqu'il est nécessaire de couper une fièvre intermittente est le kina. Dans une fièvre terminée par son intervention, on doit encore en continuer l'usage quelque temps, afin d'en prévenir le retour.

CIX Lorsque le kina en décoction n'arrête point une fièvre intermittente, le kina en substance le fait plus sûrement.

CX Lors de l'administration du kina dans ces fièvres, il est nécessaire que le ventre soit libre, afin de prévenir tout accident.

CXI Il ne faut point purger un malade, qui vient d'être quitte d'une fièvre intermittente. Très souvent les purgatifs à cette époque ont rappelé la fièvre.

CXII Quand il est résulté du mal de la suppression d'une fièvre intermittente, le meilleur remède serait que la fièvre revint ; mais il n'y a pas de moyen connu de rendre la fièvre. Ce travail ne peut être que l'effort de la nature.

APHORISMES
DE
MÉDECINE CLINIQUE

PAR LE BARON

CORVISART

TROISIÈME SECTION

LES MALADIES CHRONIQUES :

LES MALADIES DU CŒUR — LA PLÉTHORE SANGUINE
LA PHTISIE PULMONAIRE — LA PHTISIE LARYNGÉE
LES HYDROPISIES DIVERSES — LA PARALYSIE
LES SQUIRRES — LE TREMBLEMENT DES DOREURS
LE SCORBUT — LES MALADIES LAITEUSES
LES MALADIES NERVEUSES
LES VERS — LE MÉLŒNA — LA VÉROLE

ARGUMENT
DE LA TROISIÈME SECTION

La troisième *section des Aphorismes est réservée* aux maladies chroniques, *qui sont extrêmement nombreuses. Dans ce groupe considérable, Corvisart donne son opinion sur :* 1° les maladies du cœur ; 2° la pléthore sanguine ; 3° la phtisie pulmonaire ; 4° la phtisie laryngée ; 5° les hydropisies diverses ; 6° la paralysie ; 7° les squirres ; 8° le tremblement des doreurs ; 9° le scorbut ; 10° les maladies laiteuses ; 11° les maladies nerveuses ; 12° les vers ; 13° le mélœna ; 14° la vérole.

Les maladies du cœur *sont étudiées d'une façon très précise, dans de nombreux aphorismes, et l'ensemble de ces aphorismes constitue une sorte de sommaire détaillé des* Corollaires (*sur le même sujet*), *qui figurent dans l'*Essai sur les maladies et lésions organiques du cœur et des gros vaisseaux, *qui fut publié par Corvisart. Cet ouvrage, de pure pratique, est fondée sur l'observation et l'expérience, ainsi que l'écrit son auteur, en-tête de sa troisième édition, en 1818.*

Corvisart définit les maladies du cœur : *on donne ce nom à la lésion organique de ce viscère tout entier, ou seulement d'une ou de plusieurs de ses parties* [114]. *On appelle* lésion *ou* maladie organique du cœur, *la dégénérescence de son tout ou de ses parties, troublant son fonctionnement* [115]. *Les lésions des cavités gauches sont plus fréquentes* [116].

Les classifications des lésions cardiaques *sont établies d'après les modifications anatomiques des diverses parties musculaires du cœur. Dans son* Essai, *Corvisart signale qu'en Médecine, on se sert du mot anévrisme pour désigner une dilatation du cœur ou d'une artère, dilatation contre nature, active ou passive, d'une ou de plusieurs cavités, ou de toutes les cavités de ce viscère. Dans la dilatation active, les parois du cœur sont épaissies, son action augmentée. Dans la dilatation passive, les parois du cœur sont amincies, son action est diminuée.*

Corvisart classe les lésions cardiaques en six genres : 1° augmentation des cavités du cœur et épaississement de leurs parois ; 2° dilatation avec amincissement des parois ; 3° diminution dans le calibre (rétrécissement) d'une ou de plusieurs des cavités cardiaques ; 4° lésions des valvules du cœur ou des gros vaisseaux ; 5° maladies du cœur par corps étrangers ; 6° perforation contre nature [117].

Le premier genre *se subdivise en plusieurs espèces : dilatation de tout l'organe ou anévrisme du cœur ; dilatation du ventricule gauche ; de l'oreillette gauche, de l'origine de l'aorte. Le* deuxième genre *comporte les mêmes espèces, mais avec amincissement des parois du cœur* [119]. *Le* troisième genre *est représenté par le rétrécissement de toutes les cavités cardiaques, ou seulement de l'une d'elles* [121]. *Le* quatrième genre *contient l'ossification de la première portion de l'aorte; celle des valvules mitrales* [*122*]. *Dans le* cinquième genre *se trouvent : des polypes fibrineux, des ossifications, des végétations* [*123*]. *Le* sixième genre *comprend la dilatation du trou de Botal et la perforation de la cloison ventriculaire* [*124*]. *Les ruptures diverses du cœur et des gros vaisseaux pourraient être réunies dans un* septième genre [*125*]. *Corvisart estime qu'il n'y a pas moins de quarante ou cinquante espèces diverses de lésions organiques du cœur* [*126*].

Les causes des maladies du cœur *résident dans la continuité de l'action du cœur. Dans le* Discours préliminaire *de son* Essai, *Corvisart a calculé que, la mort arrivant dans un âge avancé, le nombre des pulsations s'élève à près de trois milliards, sans une seconde de repos. Les autres causes sont multiples; on peut les grouper en trois genres principaux : elles sont* héréditaires, innées *ou* accidentelles (*externes ou internes*).

Les causes héréditaires *sont fréquentes* [*128*] *et Corvisart est intimement convaincu que l'importance de l'hérédité est plus puissante et plus étendue encore que les Médecins ne le pensent* (Corollaires). *Il y a d'ailleurs longtemps que Lancisi, dans la 47ᵉ proposition de son ouvrage sur* Les Anévrismes, *a attiré l'attention sur cette hérédité dans les cardiopathies. Il rapporte que, dans une famille, l'aïeul, le grand-père, le père et le fils, furent successivement affectés d'anévrisme du cœur.*

Les causes innées, *telles qu'une malformation congénitale*

du cœur ou des vaisseaux, provoquent souvent des lésions cardiaques [130]. *Toute cause qui trouble la circulation, comme les affections morales* [131], *les travaux rudes, la course, produisent des effets identiques* [132]. *La pléthore* [133], *certaines attitudes professionnelles* [134], *la dyspnée* [135], *la faiblesse naturelle du cœur* [136], *les virus* (*maladies vénériennes ou autres*) [137], *favorisent l'apparition de ces maladies. On doit cependant déclarer que certaines d'entre elles sont d'origine obscure et qu'on ne sait à quoi les attribuer.*

Les symptômes *sont nombreux : faciès particulier, le plus souvent vultueux* [140], *gêne respiratoire et suffocation* [141], *battements s'étendant parfois jusqu'à l'épigastre* [142]. *Le pouls se modifie parallèlement à ces battements* [143]. *Les urines sont diminuées par défaut de sécrétion et non par lésions rénales* [145]. *Il se produit des épanchements sous la peau des membres, qui se généralisent ensuite et atteignent les organes* (hydrothorax, ascite, etc.) [146]. *On note dans les cardiopathies, une insomnie rebelle avec rêves pénibles* [147].

Le diagnostic *repose sur la connaissance de ces symptômes* [150]. *Corvisart passe en revue le diagnostic de l'anévrisme du ventricule gauche* [151], *avec lésion aortique par ossification* [152, 153], *celui du rétrécissement par ossification de la valvule mitrale* [154] *et de sa dilatation* [155], *celui de l'anévrisme aortique* [157], *celui de la rupture d'une colonne charnue du ventricule* [158] *ou d'une cavité cardiaque* [159], *celui d'une concrétion fibrineuse polypiforme*

[*160*]. *Tous ces diagnostics exigent de la part du Médecin la plus grande sagacité* [*161*].

On ne doit pas confondre avec une maladie du cœur, les palpitations inorganiques [*162*], *l'hydropéricarde, l'hydrothorax et l'asthme* [*163*].

Le pronostic *des cardiopathies est grave, car toute maladie du cœur est incurable, sa terminaison étant toujours funeste* [*164*]. *Les signes légers permettent une survie plus prolongée. C'est sur l'état de la respiration et de la circulation, qu'on juge le pronostic* [*167*]. *On ne doit pas se fier aux améliorations, car souvent une rechute se produit avec évolution plus grave* [*168*].

Le traitement *des maladies du cœur, doit être surtout symptomatique* [*169*]. *Il faut mettre le malade au repos absolu* [*171*], *avoir recours aux saignées chez les pléthoriques* [*172*]; *combattre l'infiltration par les apéritifs* [*173*], *les palpitations par les antispasmodiques* [*175*], *les douleurs précordiales par les vésicatoires* [*176*], *les épanchements internes par les purgatifs* [*177*]. *Dans les cardiopathies déterminées par les virus* (vérolique, psorique, rhumatisant, etc.), *on doit appliquer le traitement propre à la maladie en cause* [*178*]. *L'opium est nuisible* [*179*].

L'ouverture des cadavres *permet de déceler les lésions anatomiques du cœur ou des vaisseaux* [*181 à 187*].

Parmi les lésions du péricarde, *Corvisart ne cite que l'adhérence du péricarde avec le cœur* [*188*].

Après les maladies du cœur et des vaisseaux, de nombreux aphorismes sont consacrés aux nombreuses maladies chroniques que nous avons énumérées plus haut. Parmi elles, nous citerons d'abord la pléthore sanguine.

La pléthore sanguine *considérée comme cause d'hémoptysie, doit être distinguée en pléthore par plénitude et en pléthore par raréfaction* [189].

La phtisie pulmonaire *existe à tout âge* [191]. *Elle se divise en phtisie sèche, c'est-à-dire sans crachats, et la phtisie vraie, avec crachats purulents* [192]. *Les lésions pulmonaires sont surtout localisées aux lobes supérieurs* [197].

La phtisie laryngée *est produite par l'ulcération du larynx; elle provoque de la toux, continue, pénible* [200], *de l'aphonie, des douleurs au larynx. Elle coexiste, le plus souvent, avec la phtisie pulmonaire* [200 à 208].

Les hydropisies *sont produites par des causes nombreuses et spécialement par des troubles respiratoires et circulatoires* [209], *ainsi que par certaines tumeurs abdominales* [211]. *Elles ont souvent une action mécanique, les épanchements se rendant toujours dans les parties les plus déclives* [213].

Les épanchements séreux du cerveau, *apparaissent au cours de certaines fièvres aiguës. Ils résident surtout dans les ventricules latéraux et à la base du crâne* [219]. *Ils provoquent le délire, et, s'ils sont abondants, l'assoupissement* [220].

L'hydrothorax *ou* hydropisie de poitrine *provoque toujours de l'infiltration des jambes* [223]. *On la reconnaît par la percussion* [224]. *Les malades meurent sans souffrances* [226].

L'ascite *est très fréquente; elle relève, le plus souvent, d'une lésion organique* [227].

La leucophlegmasie *précède les hydropisies des cavités ou leur succède* [229]. *Elle attaque les adultes robustes; le visage est coloré, le pouls est plein* [231]. *Ces infiltrations générales sont habituellement indolentes* [233]*; elles sont dues ordinairement à une maladie du cœur ou des gros vaisseaux* [234].

Le traitement des diverses hydropisies et l'examen des cadavres *ne fournissent aucune donnée vraiment intéressante.*

La paralysie *a été observée avec soin par Corvisart. La guérison des paralysies siégeant près de la tête (langue par exemple), est difficile à obtenir* [245]. *Dans l'hémiplégie, l'épanchement réside dans la partie du cerveau opposée à celle de la lésion paralytique* [247].

L'asthme vrai ou essentiel *est rare* [251]*; on prend souvent pour de l'asthme de véritables maladies du cœur* [250], *ou de simples dyspnées* [252]. *A l'examen nécropsique d'asthmatiques, on rencontre souvent des adhérences pleuro-pulmonaires* [254].

Parmi les squirres, *Corvisart mentionne la fréquence du* squirre de l'estomac, *qui peut résider à l'orifice œsophagien, dans la cavité gastrique ou au pylore* [256]. *Il en indique la symptomatologie et le traitement.* Le squirre de l'intestin *est plus fréquent, vers le duodénum* [268]. *Quand il siège sur le trajet de l'intestin et qu'il s'ulcère, il provoque des diarrhées rebelles et incurables* [269].

Corvisart ne fait que citer le squirre de la matrice [270].

Le tremblement des doreurs sur métaux *résulte de l'emploi du mercure* [271]. *Il est convulsif et siège surtout aux bras* [273]; *il est d'une durée très longue, bien que le pronostic ne soit pas mortel* [274].

Le scorbut, les maladies laiteuses, les maladies nerveuses, les vers, le mélœna, la vérole, *sont l'objet de considérations intéressantes, qui terminent la troisième section des maladies chroniques.*

TROISIÈME SECTION

MALADIES CHRONIQUES

CXIII Les *maladies chroniques* reconnaissent un grand nombre de causes. Parmi elles, on doit remarquer les lésions organiques, qui en sont une source fréquente. Toutes les lésions organiques, si on en excepte les ruptures, sont causes de maladies chroniques.

Art. I. — *MALADIES DU CŒUR*

CXIV On donne le nom de maladie du cœur à la lésion organique de ce viscère tout entier ou seulement d'une ou de plusieurs de ses parties constituantes.

CXV On appelle lésion ou maladie organique d'un organe la dégénérescence de sa condition naturelle, dans son tout ou dans ses parties, de manière que ses fonctions ou son action soient notablement lésées.

CXVI Les mêmes maladies du cœur, peuvent exister dans les cavités droites, comme dans les gauches, ainsi que dans les vaisseaux de chacun de ces côtés.

Cependant, celles du côté gauche sont incomparablement plus fréquentes, ainsi nous ne parlerons, dans ces aphorismes, que de ces dernières, puisque, d'ailleurs, elles se ressemblent en tout.

§ I. — DIVISION DES LÉSIONS DU CŒUR

CXVII On peut réduire, à *six genres*, les principales lésions organiques du cœur :

1er genre. — Augmentation de toutes les cavités du cœur, par conséquent de tout l'organe, avec épaississement de leurs parois.

2e genre. — La même augmentation dans les cavités du cœur avec amincissement des parois.

3e genre. — Diminution dans le calibre d'une ou de plusieurs des cavités de l'organe.

4e genre. — Affection des valvules du cœur ou des gros vaisseaux.

5e genre. — Maladie du cœur produite par des corps étrangers.

6e genre. — Les perforations contre nature.

CXVIII Le premier genre se subdivise en plusieurs espèces, qui sont les suivantes : 1° dilatation de tout l'organe, ce qui constitue l'anévrisme du cœur ; 2° dilatation du ventricule gauche ; 3° dilatation de l'oreillette du même côté ; 4° dilatation ou anévrisme de l'origine de l'aorte. On sent bien qu'il peut y avoir les mêmes affections à droite. Puis, les deux cavités d'un côté peuvent être dilatées, tandis que celles de l'autre ne le seraient pas, etc.

CXIX Les espèces du second genre sont les mêmes que celles du précédent. Toute la différence consiste en ce que les parois du cœur sont amincies au lieu d'être augmentées. Elles existent bien rarement.

CXX Nous avons toujours vu l'augmentation dans les cavités du cœur coïncider avec l'épaississement des parois et jamais avec leur amincissement. Nous n'en parlons que parce que quelques personnes les ont admises.

CXXI Le rétrécissement peut exister dans les quatre cavités, ensemble ou séparément ; il peut exister à l'origine des vaisseaux, ce qui constituera six espèces, pour le troisième genre.

CXXII Le quatrième genre contient les espèces suivantes : 1° endurcissement ou ossification des valvules aortiques ; 2° ossification des valvules mitrales ; 3° rétrécissement de l'ouverture auriculo-ventriculaire ; 4° dilatation de cette même ouverture ; 5° ossification du commencement de l'aorte. Les mêmes lésions peuvent exister à droite.

CXXIII Le cinquième genre renferme peu d'espèces, comme : 1° le polype du cœur, qui est une concrétion de la fibrine du sang, formée longtemps avant la mort, dans une des cavités du cœur ou des gros vaisseaux ; 2° des ossifications, qui se forment dans la substance même de cet organe ; 3° des végétations d'apparence vénérienne qu'on a quelquefois trouvées à sa surface.

CXXIV Le sixième genre n'a que deux espèces : 1° existence et même dilatation du trou de Botal, dans un âge avancé ; 2° perforation de la cloison ventriculaire.

CXXV On pourrait peut-être faire un septième genre des ruptures du cœur ; il contiendrait trois espèces : 1° rupture d'une cavité ; 2° rupture d'une ou plusieurs colonnes charnues du ventricule ; 3° rupture d'un anévrisme des gros vaisseaux.

CXXVI On voit qu'il n'y a pas moins de quarante ou cinquante espèces de lésions organiques du cœur, encore est-il sûr que nous n'avons pas parlé de toutes et qu'on en découvrira encore de nouvelles.

CXXVII Plusieurs de ces genres et surtout de ces espèces peuvent exister et existent le plus souvent ensemble.

§ 2. — CAUSES

CXXVIII Il est très possible que l'hérédité soit une cause fréquente des maladies du cœur. On sait que souvent la goutte, l'asthme, l'apoplexie, la phtisie, le calcul de la vessie, etc., ne reconnaissent pas d'autre origine.

CXXIX La continuité de l'action du cœur doit être une des causes de la fréquence des maladies de cet organe.

CXXX Il peut exister, de naissance, une disproportion, par un vice de conformation, entre les différentes parties du cœur et des vaisseaux qui en sortent, ce qui ne peut manquer de produire par la suite des lésions organiques.

CXXXI Les affections morales, qui troublent sensiblement la circulation, qui accélèrent ou paralysent, pour ainsi dire, le cœur qui en est l'organe principal, sont encore une des causes les plus fréquentes de cette maladie.

CXXXII Les travaux rudes, les efforts, la course, des quintes d'une toux forte longtemps répétées, des compressions, etc., en accélérant ou suspendant la circulation, causent souvent des maladies de cet organe. On remarque que beaucoup de ceux affectés de maladies de cœur sont des gens de peine.

CXXXIII Les gens hauts en couleur, les pléthoriques, ceux qui mènent une vie succulente sont prédisposés aux maladies du cœur, à cause de la plénitude continuelle du système sanguin.

CXXXIV Certaines attitudes semblent favoriser la formation de cette maladie. On a remarqué que les tailleurs qui ont presque toujours les jambes croisées, en sont assez souvent affectés.

CXXXV La dyspnée habituelle prédispose à l'ampliation de cet organe, par la gêne qu'elle apporte à la circulation.

CXXXVI Une faiblesse naturelle du cœur peut être cause des maladies de cet organe. On voit, dans certains cadavres, le cœur d'une flaccidité telle que le bout d'un doigt y entre avec facilité et qu'il se déchire d'une manière aisée.

CXXXVII Des virus répercutés, des humeurs métastasées sur cet organe ont paru quelquefois être les causes de cette maladie. Les cœurs de quelques malades ont montré des espèces de végétations, qui avaient bien l'apparence vénérienne. Ces gens avaient eu cette maladie à une époque antérieure.

CXXXVIII Il y a plus : c'est qu'un genre de lésions organiques du cœur, peut en produire un autre genre, par exemple, on sait que beaucoup d'anévrismes du cœur ne sont dus qu'à la gêne que le sang éprouve à sortir de ses cavités, quand les valvules en sont ossifiées, etc.

CXXXIX Les causes précédentes éclairent bien, le plus souvent, sur la formation des maladies du cœur ; mais il en est sur lesquelles il règne beaucoup d'obscurité et qu'on ne sait trop à quoi devoir attribuer.

§ 3. — SYMPTÔMES

CXL Les symptômes des maladies du cœur sont assez nombreux. Les voici : la face est plus ou moins colorée, plus ou moins bouffie : les lèvres, quelquefois les oreilles, les ailes du nez sont injectées et d'une couleur plus ou moins livide.

CXLI La respiration est plus ou moins gênée, plus ou moins difficile, courte, bruyante, pénible ; surtout lorsque le malade fait des mouvements, particulièrement lorsqu'il monte un escalier ; alors la difficulté de respirer va jusqu'à la suffocation ; les malades sont obligés de s'arrêter pour reprendre haleine.

CXLII On sent, dans la région du cœur, des battements plus ou moins forts, violents, étendus, irréguliers, etc. Cette région donne, le plus souvent, à la percussion, un son plus ou moins obscur, quand la maladie est avancée, car dans l'origine elle résonne comme à l'ordinaire.

Les battements du cœur peuvent s'étendre jusqu'à la région épigastrique, où on les sent d'une manière évidente. Bien souvent on a pris de ces pulsations épigastriques pour des anévrismes du tronc cœliaque, qui sont extrêmement rares.

CXLIII Le pouls participe de l'état du cœur, le plus souvent ; il présente alors, comme lui, des pulsations plus ou moins fortes, plus ou moins irrégulières ; d'autres fois, elles sont obscures, grêles, filiformes. Ces pulsations sont quelquefois différentes d'un côté ; ce qui tient à la position du malade et du bras ou bien à une lésion particulière, comme une tumeur, qui presserait la sous-clavière de ce côté.

CXLIV Outre ces conditions, le pouls en a naturellement une autre, qu'on sent plutôt qu'on ne peut la définir, dont on n'acquiert la connaissance que par la pratique. Cet état du pouls n'a aucun rapport avec celui que présentent les autres maladies.

CXLV Les urines, le plus ordinairement, sont rares, bourbeuses, épaisses, rouges, briquetées. La diminution de ce liquide tient à son défaut de sécrétion et non à aucune maladie des organes qui le fournissent ; car, l'autopsie n'y a jamais montré le moindre dérangement, quelque détériorées que fussent les urines.

CXLVI Il se manifeste, en même temps que la diminution des urines, une infiltration qui commence d'abord aux malléoles, puis à la jambe, aux cuisses, au tronc, aux bras, puis devient générale au fur et à mesure des progrès de la maladie. On peut dire que cette infiltration qui est consécutive à la lésion organique du cœur est en raison inverse de la facilité de respirer et de la quantité des urines.

L'infiltration se tient également à l'intérieur, forme des hydrothorax, des ascites consécutifs; infiltre le tissu pulmonaire et en général toutes les parties.

CXLVII La nature du sommeil, ou plutôt l'insomnie, est encore un caractère de cette maladie. Quand les malades vont pour s'endormir, ils sont tout à coup réveillés en sursaut et forcés de se jeter à bas du lit, pour ne point étouffer. Beaucoup passent des nuits entières, assis sur une chaise ou à la fenêtre. En général, ils dorment fort peu, et leur sommeil, quand ils en ont, n'est nullement réparateur et souvent entrecoupé de rêves pénibles.

CXLVIII Les fonctions animales et intellectuelles ne sont nullement dérangées. Ce n'est guère que vers la fin de la maladie, c'est-à-dire aux approches de la mort, qu'il y a quelquefois un peu de délire.

CXLIX Les symptômes de cette maladie s'expliquent tous, avec assez de facilité.

La coloration, l'injection de la face ou de ses parties, viennent de la stagnation du sang dans le système capillaire, par suite de la gêne de la circulation

La gêne de la respiration vient de l'infiltration pulmonaire et de la stase du sang dans le poumon, à cause de la difficulté que le liquide éprouve pour retourner au cœur dans certains cas. Dans l'origine, la gêne de la respiration ne vient que de cette dernière cause, car, l'infiltration pulmonaire n'a lieu que quand la maladie est assez avancée.

Les battements du cœur sont dus aux efforts que fait cet organe pour vaincre les obstacles qui entravent la circulation.

L'état du pouls est le tableau fidèle de la circulation qui lui communique toutes ses qualités.

La rareté des urines tient à leur défaut de sécrétion, ce qui vient encore de la gêne de la circulation.

L'infiltration ne reconnaît pas d'autres causes. Toutes les fois que cette fonction est lésée, il y a infiltration.

§ 4. — DIAGNOSTIC

CL L'ensemble des symptômes précédents annonce suffisamment qu'il y a maladie du cœur. Voici ceux qui désignent plus particulièrement quelques espèces.

CLI La continuité, la force des battements du cœur, leur promptitude font présumer qu'il existe un anévrisme de cet organe, particulièrement du ventricule gauche.

CLII Une irrégularité du pouls annonce une lésion des valvules aortiques, laquelle consiste, le plus souvent, dans leur ossification.

CLIII Un pouls petit, faible, irrégulier avec des battements du cœur violents indique un anévrisme du cœur ou du ventricule gauche, avec des ossifications considérables aux valvules aortiques.

CLIV On connaît qu'il y a ossification de la valvule mitrale, lorsqu'en mettant la main sur la région du cœur, on sent une espèce de frémissement assez semblable à celui qu'éprouve la main qui frotte le dos d'un chat que l'on caresse. Ce frémissement est causé par la difficulté que le sang, qui revient des poumons, éprouve pour entrer dans le ventricule gauche.

CLV On connaît, au contraire, que l'ouverture du même ventricule est dilatée, lorsque au lieu de frémissement on sent une agitation tumultueuse, provenant de ce qu'à chaque contraction du ventricule, une portion du sang est renvoyée dans l'oreillette : or, le sang qui revient du poumon, cherchant à entrer dans le ventricule, rencontre ce sang, ce qui établit entre eux une espèce de lutte, d'où résulte l'agitation en question.

CLVI Quand le pouls est obscur, petit, grêle, la face pâle, qu'on ne sent point ou fort peu de battements dans la région du cœur, on doit en conclure qu'il y a diminution du volume de cet organe.

CLVII On est instruit qu'il y a anévrisme de l'origine des gros vaisseaux particulièrement de l'aorte, lorsque la respiration est sifflante et extrêmement pénible. On sent qu'il est difficile qu'une tumeur d'un certain volume ne presse pas la trachée-artère : lorsque cela a lieu, la respiration en est très empêchée. On a vu de ces tumeurs avoir aplati, d'une manière remarquable, la trachée-artère.

CLVIII La rupture d'une colonne charnue du ventricule est annoncée, lorsqu'après un mouvement violent, un effort, les malades éprouvent tout à coup des palpitations, de l'étouffement, une douleur vive, etc., et ensuite tous les autres symptômes des maladies de cœur.

CLIX On a la certitude qu'une des cavités du cœur, ou une tumeur de l'aorte, vient de se rompre, à la mort subite, qui arrive à un homme attaqué auparavant d'une maladie de cet organe, quelquefois sans qu'il ait fait beaucoup de mouvements.

CLX On présume qu'il y a une concrétion polypiforme dans une cavité du cœur, particulièrement dans le ventricule gauche, lorsque le pouls, étant quelquefois assez régulier, devient tout à coup irrégulier ou comme suffoqué, sans que le malade ait souvent fait d'autre mouvement, que de se retourner ou de prendre une autre attitude. Ces variations du pouls se répètent fréquemment. Ce changement subit dans l'état du pouls vient de ce que la concrétion fibrineuse se présente à l'orifice du ventricule ou de l'aorte et empêche, par là, l'arrivée ou le départ du sang.

CLXI Ce sont là, les principaux cas que le diagnostic peut atteindre. Malgré qu'ils semblent faciles à reconnaître, il n'est pas moins vrai qu'ils exigent de la part du Médecin la plus grande sagacité, encore quelquefois est-elle en défaut.

CLXI *(bis)* Les autres espèces de lésions organiques, dont nous avons offert le tableau, ne se reconnaissent guère qu'à l'ouverture cadavérique.

CXLII Il faut prendre garde de donner le nom de maladie de cœur à des battements de cet organe. On les distingue facilement, à la cause qui y a donné lieu, à leur peu de durée, à leur cessation totale par le repos ou tout au plus par quelques légers antispasmodiques. On doit être averti, cependant, que ce qui n'est que nerveux, dans l'origine, peut devenir organique, par la répétition du même acte.

CLXIII Il y a trois maladies qui ont quelque analogie avec les maladies du cœur. Ce sont : l'hydropéricarde, hydrothorax et l'asthme.

L'hydropéricarde essentiel est très rare, il n'a jamais que quelques-uns des symptômes de la maladie du cœur et jamais tous ; ceux qui existent sont bien moindres que dans cette dernière maladie ; d'ailleurs, ils ne viennent qu'après que la sérosité a rempli le péricarde, qui ne donnera plus alors de son à la percussion. Les causes occasionnelles de ces deux maladies sont surtout fort différentes.

L'hydrothorax présente à peu près les mêmes différences. De plus, on observera que la gêne de respirer ne commence qu'après l'épanchement de la poitrine, que la percussion reconnaît fort bien, tandis que dans la maladie du cœur, la gêne de respirer existe lorsque la poitrine résonne encore bien. La percussion, surtout, établit une grande différence entre ces deux maladies.

Quant à l'asthme, c'est une maladie périodique, dont les paroxysmes durent ordinairement peu de jours, qui est influencée par les changements de l'atmosphère, etc. Tous caractères qui le distinguent fortement de la maladie du cœur. Si on y joint le secours de la percussion, il n'y a pas à s'y méprendre.

§ 5. — PRONOSTIC

CLXIV Toute maladie du cœur est incurable et d'une terminaison toujours funeste.

CLXV Les malades éloignent ou hâtent, d'une manière bornée cependant, cette terminaison, suivant qu'ils gardent ou qu'ils ne gardent pas le repos le plus absolu, qu'ils évitent ou n'évitent pas tout ce qui peut leur nuire, qu'ils emploient ou n'emploient pas les remèdes appropriés.

CLXVI L'Art n'est point encore assez avancé pour estimer, d'une manière précise, quelle espèce de lésion organique du cœur se termine le plus promptement, par la mort du malade.

CLXVII Plus les symptômes sont légers, plus on peut espérer que les malades ont encore de temps à vivre. Plus au contraire les symptômes sont intenses, plus ils sont proches de leur terme. C'est surtout sur l'état de la respiration et de la circulation qu'on doit s'appesantir pour porter un pronostic à cet égard.

CLXVIII Il ne faut pas s'en laisser imposer par une apparence de succès. Quelquefois, après un traitement bien entendu, les malades sont désinfiltrés, respirent avec facilité, le pouls prend même quelquefois de la régularité. On serait, alors, tenté de croire à leur guérison ; mais, après que les malades ont repris leurs travaux, quelquefois dans la même journée, tous les symptômes reviennent avec une intensité d'autant plus grande que la maladie est plus ancienne. Malgré les soulagements que l'on procure au malade, la maladie n'en fait pas moins des progrès.

§ 6. — TRAITEMENT

CLXIX D'après le pronostic des maladies du cœur on sent bien qu'il serait ridicule d'en chercher la guérison. Il faut se borner à pallier les symptômes qui se présentent dans le dessein seulement de prolonger l'existence du malade.

CLXX Cette maladie fatigue si peu, dans le commencement, époque où on pourrait, peut-être, y remédier, que les malades ne croient pas devoir s'en inquiéter : de sorte qu'ils ne cherchent ordinairement le remède que quand il n'est plus temps.

CLXXI Avant d'employer aucun moyen médical il faut que le malade soit dans le repos le plus complet du cœur, du corps et de l'esprit. Sans cela tous les remèdes sont inutiles.

CLXXII Quand les malades sont rouges, pléthoriques avec une respiration courte et pénible, un pouls fort, dur et plein, on pratique une ou deux petites saignées : si le malade est moins fort, ou la pléthore moins prononcée, on se contente d'appliquer des sangsues à l'anus. Il suit ordinairement un peu de soulagement de ce moyen, qu'il ne faut cependant employer qu'avec réserve, dans la crainte de faire prédominer la diathèse séreuse.

CLXXIII On combat cette diathèse séreuse par les apéritifs : on commence par les plus faibles, pour monter graduellement jusqu'aux plus forts. Au fur et à mesure qu'ils opèrent, c'est-à-dire qu'ils augmentent la quantité des urines, on voit tous les symptômes s'alléger. Non seulement l'infiltration diminue à vue d'œil, mais la respiration devient plus facile, le pouls est moins dérangé de son type naturel, la face moins injectée, le sommeil plus facile, les palpitations moins vives, etc. Les malades se croient alors guéris, mais nous avons dit ce qu'il fallait en penser.

CLXXIV Ces moyens qui produisent ces heureux effets, lorsque la maladie n'est point à son summum, n'en font plus aucun, lorsqu'elle est arrivée à cette dernière période et les malades succombent, dans une véritable suffocation.

CLXXV On combat les palpitations vives, par l'usage des antispasmodiques qui n'apporte guère et qui ne peut guère apporter de soulagement.

CLXXVI Quand la région du cœur est très douloureuse, et que les malades y éprouvent beaucoup d'oppression, on applique dessus, tantôt quelques sangsues, tantôt des cataplasmes émollients, tantôt un vésicatoire ; le tout, plutôt pour avoir l'air de faire quelque chose, afin de contenter le malade, que dans la persuasion de lui être d'un grand secours. Cependant, les vésicatoires soulagent quelquefois, sans qu'on puisse trop expliquer pourquoi, ni comment.

CLXXVII Lorsque la diathèse séreuse a tellement prédominé, qu'elle est répandue non seulement à l'extérieur, mais encore à l'intérieur, et que les apéritifs n'amènent point assez promptement la sortie des urines, on peut essayer d'y suppléer, au moyen des purgatifs, qui donneront lieu à des flux séreux du ventre, qui pourront être utiles au malade.

CLXXVIII Lorsqu'on est fondé à croire que la maladie du cœur est causée par la répercussion d'un virus, soit vérolique, soit psorique, rhumatisant, etc., ou autre, on pourrait faire subir le traitement convenable, c'est-à-dire, donner les antivénériens, etc.

CLXXIX L'opium, que l'on croirait devoir adoucir les symptômes et donner du sommeil, est cependant plus nuisible qu'utile dans cette maladie.

CLXXX Les aliments doivent être proportionnés à l'appétit des malades qui est en général assez bon. On remarque même que quelques-uns se soulagent momentanément en mangeant. Les boissons doivent être également proportionnées à la soif, qui est quelquefois fort vive.

§ 7. — OUVERTURE DES CADAVRES

CLXXXI Les praticiens ont souvent méconnu les maladies du cœur, non seulement par leurs symptômes que l'on croyait être ceux de l'asthme ou de l'hydropisie de poitrine, mais encore par leurs lésions pathologiques. Lorsque les malades succombaient à cette affection et qu'on faisait l'ouverture du cadavre, on voyait de l'eau sortir de la poitrine ; on n'allait pas plus loin; on concluait que le malade était mort d'une hydropisie de poitrine.

CLXXXII Les cadavres ont la face, les oreilles, la nuque, le dos, etc., tout violets ; les extrémités sont infiltrées et souvent tout le corps.

CLXXXIII On trouve dans le cœur ou les gros vaisseaux, une ou plusieurs des lésions dont nous avons parlé, dans la division de cette maladie.

CLXXXIV On trouve souvent dans le cœur des concrétions fibrineuses, dont les unes, fort rares, sont les résultats de la maladie ; nous en avons parlé ailleurs. Les autres, qui sont très fréquentes, sont les résultats de la mort. On distingue les premières à leur densité, à leur couleur bise, à la forme rapprochée, à une sorte d'organisation.

CLXXXV On trouve le cœur et, en général, tout le système artériel, pleins d'une grande quantité de sang noir, épais, comme veineux. Presque tous les viscères en sont également gorgés. Les poumons en sont remplis, ainsi que la rate, qui en acquiert, par là, plus de volume. Le foie est dans le même cas. Quand on coupe des tranches de cet organe, on en voit ruisseler un sang épais et noir. La membrane interne de l'estomac présente quelquefois une couleur rouge, qu'on ne doit attribuer qu'à la même cause, car jamais les malades ne se sont plaints de ce viscère.

CLXXXVI On trouve quelquefois, dans le système artériel, un commencement d'ossification, chez des gens qui ne sont pas toujours avancés en âge ; alors le calibre de ces vaisseaux est rétréci. L'aorte, en cet état, paraît plus étroite, surtout si le cœur est anévrismatique.

CLXXXVII On rencontre, comme nous l'avons dit, de l'eau dans les cavités internes, comme le péricarde, la poitrine, le ventre. Mais ces hydropisies ne sont que consécutives.

CLXXXVIII *Addition.* — Nous n'avons pas parlé dans ces aphorismes des maladies du péricarde. Nous n'en signalerons qu'une, qui a tous les caractères d'une maladie du cœur. C'est l'adhérence intime du péricarde avec cet organe, adhérence qui est quelquefois telle qu'on a peine à distinguer si cet organe existe ou non ; on reconnaîtra qu'il existe, malgré son adhérence, en remarquant que la pointe du cœur tient au diaphragme. Cette maladie du péricarde est probablement produite par une inflammation lente.

Art. 2. — *SUR LA PLÉTHORE SANGUINE*

CLXXXIX La pléthore sanguine considérée comme cause d'hémoptysie, doit être distinguée en pléthore par plénitude et en pléthore par raréfaction. On a vu des malades ne cracher le sang que lorsque la chaleur du lit les pénétrait, tandis qu'ils en étaient exempts pendant le jour, et que leur pouls n'offrait aucun caractère de pléthore. Ce qui prouve l'existence de la pléthore par raréfaction jusqu'à l'évidence et la met hors de doute.

CXC Il faut se méfier du rapport des malades qui, dans l'hémoptysie, assurent avoir *vomi* du sang, parce qu'ils en ont rendu à la fois une grande quantité et qu'ils l'ont expectoré avec facilité.

Art. 3. — *SUR LA PHTHISIE PULMONAIRE*

CXCI On devient phthisique à tout âge ; on en voit depuis l'enfance, jusqu'à la vieillesse la plus avancée. Il est vrai de dire que l'âge moyen est l'époque où cette maladie exerce le plus de ravages.

CXCII On appelle phthisie sèche celle où les malades ne crachent pas ; on doit donner le même nom à celle où les malades crachent des matières pituiteuses ou salivaires. Tant qu'ils ne crachent point de pus, on doit dire la phthisie sèche.

CXCIII Il est fort difficile, assez souvent, de décider si les crachats des malades, sont purulents ou puriformes. En général, la connaissance des crachats est bien peu avancée en médecine et on sait encore fort peu de choses sur les indications curatives qu'ils présentent.

CXCIV Presque tous les phthisiques disent souffrir de l'estomac. En leur faisant mettre la main sur le lieu douloureux, ils indiquent la partie inférieure et moyenne de la poitrine. Ainsi on voit que l'estomac n'y est pour rien.

CXCV Effectivement chez les phthisiques le système gastrique conserve, presque jusqu'à la fin, sa force et sa vigueur. Chez eux l'amaigrissement vient du défaut d'assimilation.

CXCVI Or, on sait que dans la consomption par défaut d'assimilation, il y a fièvre lente, tandis qu'il n'y en a pas dans celle par défaut de nutrition.

CXCVII Quelque malades que soient les poumons, dans cette affection, toujours les lobes supérieurs le sont davantage.

CXCVIII Tous les phthisiques n'ont pas le foie gras, comme l'avaient prétendu les chimistes modernes, qui avaient bâti à ce sujet les plus belles théories du monde.

Art. 4. — *SUR LA PHTHISIE LARYNGÉE*

CXCIX L'ulcération du larynx ou de quelques-unes de ses parties forme une maladie à laquelle on a donné le nom de phthisie laryngée.

CC L'action de la toux, par sa continuité, ébranle, fatigue, affaiblit les parties qui composent le larynx. Elle peut à la longue en produire le déchirement et l'ulcération ; ce qui constitue la phthisie laryngée.

CCI La phthisie laryngée a encore d'autres causes, parmi lesquelles il y en a qu'il est impossible de reconnaître.

CCII Cette phthisie est très rare seule, elle complique plus souvent la pulmonaire.

CCIII Quand elle a fait des progrès, elle est, comme cette dernière, incurable.

CCIV Les symptômes de cette maladie sont : une aphonie complète, une douleur constante au larynx dont on sent quelquefois la désorganisation au toucher, et les symptômes généraux de la phthisie pulmonaire à un degré moindre, comme l'amaigrissement, la fièvre lente, etc.

CCV Dans la phthisie laryngée, le pus est en petite quantité, à cause, sans doute, du peu d'étendue du lieu affecté.

CCVI Un vésicatoire appliqué sur le larynx et renouvelé s'il est nécessaire, soulage quelquefois beaucoup ; il peut même guérir, si la maladie est légère et très récente. Il agit alors ou comme dérivatif, ou comme excitant.

CCVII Le reste du traitement consiste en pectoraux, en calmants, etc., comme pour la phthisie pulmonaire.

CCVIII Quand les malades succombent, on trouve le larynx plus ou moins désorganisé, les cordes vocales détruites, la membrane muqueuse ulcérée, enduite d'un pus plus ou moins sanieux, les cartilages cariés, etc.

Art. 5. — *DES HYDROPISIES*

§ I. — SUR L'HYDROPISIE

CCIX Parmi les causes nombreuses de l'hydropisie, une des plus fréquentes est la gêne de la respiration. L'hydropisie a lieu toutes les fois que cette fonction est lésée d'une manière notable et constante. La raison est que la circulation, qui lui est intimement liée, se dérange bientôt, d'où suit l'hydropisie.

CCX On croyait autrefois que les hydropisies étaient communes. On sait maintenant, qu'au moins les trois quarts des hydropisies dépendent des lésions organiques et sont par conséquent consécutives, tandis que les premières sont très rares.

CCXI Cependant on a quelques exemples, que des viscères désorganisés, que des tumeurs de l'abdomen, n'amènent pas toujours sur le champ une hydropisie ; ce n'est quelquefois qu'au bout de plusieurs années. Cela est rare.

CCXII La matière de l'infiltration de l'épanchement est différente. Elle peut être sanguinolente, ou sans couleur, ou tenace, ou aqueuse, ou jaunâtre, etc.

CCXIII Malgré la répugnance de certaines personnes pour les explications mécaniques, on ne peut s'empêcher d'en reconnaître quelquefois la vérité. Par exemple, dans l'hydropisie, les liquides s'abandonnent à leur propre poids et se rendent toujours dans les parties les plus déclives. Tous les hydropiques sont plus infiltrés du côté où ils se couchent ; s'ils se retournent, la sérosité gagne le côté opposé ; elle va dans leurs jambes lorsqu'ils sont levés, etc.

CCXIV Un des meilleurs caractères que nous ayons pour reconnaître les hydropisies enkystées de celles qui ne le sont pas, c'est la lenteur avec laquelle elles croissent.

CCXV Il existe beaucoup d'hydropisies, sans la soif vive dont parlent les auteurs.

CCXVI On ne peut rien conclure des épanchements séreux, qui arrivent dans les cavités viscérales, à la suite de fièvres essentielles, puisque tantôt il y en a, tantôt il n'y en a pas.

CCXVII Dans les années de disette, les hydropisies sont les maladies dominantes. En l'année 1793, les trois quarts des malades, qui se présentaient à la Charité, étaient des hydropiques.

CCXVIII En dernier résultat, toute hydropisie est produite par le trop d'exhalation des exhalants, ou par le défaut d'absorption des inhalants. On reconnaît que l'hydropisie a pour cause le trop d'exhalation, quand les gens sont pourvus d'embonpoint et d'une certaine force physique, tandis que dans le second cas, ils sont maigres et exténués.

§ 2. — ÉPANCHEMENTS ET INFILTRATIONS SÉREUX DU CERVEAU

CCXIX Il se forme, dans la plupart des fièvres aiguës, des épanchements dans les ventricules latéraux du cerveau et à la base du crâne. D'autres fois, il ne s'en forme aucunement et cependant, dans ces deux cas, les symptômes sont à peu près semblables ; d'où, on voit qu'on a tort d'attribuer le délire et autres phénomènes nerveux, qui ont ordinairement lieu, à la pression du liquide épanché sur l'origine des nerfs.

CCXX Lorsqu'un épanchement de cette nature cause le délire, c'est par son acrimonie particulière, puisque dans d'autres circonstances, la même quantité de liquide épanché n'en cause aucun, parce que sans doute il n'a point alors cette acrimonie. Si l'épanchement est plus considérable, il y a alors assoupissement.

CCXXI Dans l'hydropisie générale, on rencontre ordinairement entre les méninges, une sérosité assez abondante.

CCXXII Si on veut admettre une apoplexie séreuse, il faut plutôt la regarder comme causée par une infiltration du cerveau, que par un épanchement dans quelques-unes de ses cavités. Cette infiltration doit alors se faire très promptement.

§ 3. — HYDROTHORAX

CCXXIII Les hydropisies de poitrine se manifestent presque toujours et de suite, par l'infiltration des jambes. Dans celles de l'abdomen il y en a plus rarement ; il n'y a guère que quand les malades sont avancés, qu'il en survient.

CCXXIV La percussion, jointe aux autres caractères de cette maladie, est le meilleur moyen qu'on ait de s'assurer de l'hydropisie de poitrine. En la pratiquant de temps en temps, on s'assurera des progrès ou de la diminution de la maladie.

CCXXV La pression abdominale, que l'on donne comme une manière sûre de reconnaître les hydropisies de poitrine, par le moyen de la gêne subite qu'elle produit dans la respiration, est au contraire une méthode infidèle. Si cette manière gênait les malades autant qu'on veut le supposer, verrait-on les personnes, attaquées de cette maladie, se tenir de préférence sur leur séant et se procurer par là une pression factice opérée par le refoulement des viscères abdominaux sur le diaphragme : ce dont ils se trouvent soulagés.

CCXXVI Dans l'hydrothorax les malades meurent presque sans souffrance ou du moins avec des symptômes fort doux ; tandis que, dans les maladies de cœur, qui ont d'ailleurs quelque analogie (par les symptômes) avec cette espèce d'hydropisie, il en est tout autrement.

§ 4. — ASCITE

CCXXVII *L'ascite* est une maladie très fréquente. Il faut s'assurer soigneusement si elle dépend d'une lésion organique, ce que le toucher apprendra, le plus souvent. En général, il est nécessaire de se familiariser beaucoup avec le toucher, parce qu'il est souvent d'une utilité majeure.

CCXXVIII Quand l'hydropisie est due à un vice de quelques viscères du bas-ventre, l'ascite précède ordinairement l'infiltration des autres parties.

§ 5. — LEUCOPHLEGMASIE

CCXXIX La leucophlegmasie précède les hydropisies des cavités, ou bien elle leur succède. Elle est primitive ou essentielle dans le premier cas, secondaire dans le deuxième.

CCXXX Il y a des hydropisies générales, qui tiennent à la pléthore et que l'on doit traiter par les saignées, les bains et autres antiphlogistiques.

CCXXXI Les caractères, qui annoncent cette espèce d'hydropisie, sont ceux-ci : elle attaque les adultes forts et robustes; elle vient, à la suite de causes actives et excitantes, d'une manière presque subite ; le visage coloré ; le pouls est plein et fébrile, etc.

CCXXXII Quand, chez les leucophlegmasiques, la poitrine résonne bien, malgré que la respiration soit gênée, c'est qu'il y a infiltration du tissu pulmonaire; lorsqu'elle ne résonne pas, c'est qu'il y a épanchement. Les deux cas peuvent exister à la fois.

CCXXXIII Les infiltrations générales sont ordinairement indolentes, pendant plus ou moins de temps, et finissent, le plus souvent, d'une manière insensible et graduée ; mais, quelquefois elles s'échauffent tout à coup et emportent les malades en peu de jours.

CCXXXIV L'hydropisie, dont la cause est une maladie du cœur ou des gros vaisseaux, commence par une infiltration des pieds, qui remonte graduellement, gagne les cuisses, le ventre, puis les parties supérieures et les cavités, surtout les thoraciques.

CCXXXV L'infiltration ou l'œdème des membres, qui survient à la suite de certains rhumatismes, se résout difficilement.

§ 6. — TRAITEMENT

CCXXXVI On guérit bien rarement les hydropisies un peu considérables. On parvient bien quelquefois à désinfiltrer les malades, mais ils retombent ordinairement au bout de fort peu de temps.

CCXXXVII On a mis en usage beaucoup de méthodes pour le traitement de cette maladie. On peut essayer : celle par les diurétiques, celle par les drastiques, celle par les sudorifiques, celle par les émétiques, etc. Les deux premières sont celles que l'on préfère ordinairement.

CCXXXVIII Dans l'hydropisie, la seule crise à espérer consiste dans la résorption du liquide épanché.

CCXXXIX Quand les moyens médicaux sont impuissants, on a cherché à prolonger les jours des malades, par des opérations chirurgicales. On pratique pour l'ascite la paracenthèse. On ne doit venir à ce moyen, que quand la respiration est tellement gênée, que les malades sont menacés de suffocation. On ne doit point craindre, à la suite de cette opération, les lipothymies dont parlent les auteurs. Ils n'en éprouvent ordinairement aucune, malgré qu'on vide autant que possible toute la sérosité. Ainsi, il vaut mieux débarrasser de toute la sérosité de suite, que de le faire à plusieurs reprises. Quand l'abdomen vient d'être désempli, on en profite pour reconnaître s'il y a des viscères malades.

CCXL La ponction de la poitrine est, dans le plus grand nombre des cas, une opération au moins inutile. Toutes les fois qu'on l'a pratiquée, à l'Hôpital de la Charité, les malades sont morts dans la journée.

CCXLI Dans la leucophlegmasie, on pratique parfois des mouchetures aux jambes, dans le dessein de procurer issue à la sérosité et désinfiltrer les membres, ce qui se fait quelquefois, d'une manière rapide. Il faut cependant ménager ce moyen, parce que, pour peu que la température soit seulement modérée, la gangrène est sujette à s'y mettre, ce qui devient fâcheux. On doit faire les mouchetures très petites.

CCXLII Quand on pratique des mouchetures, les urines vont ordinairement mieux, pendant quelques jours. Cela vient de ce qu'elles opèrent un dégorgement, qui facilite la circulation et, par suite, la sécrétion des urines.

CCXLIII Lorsque, dans l'hydropisie, les apéritifs chauds ne font pas aller les urines, ils sont nuisibles, en ce qu'ils augmentent la soif et conséquemment l'hydropisie, si les malades la satisfont.

§ 7. — OUVERTURE CADAVÉRIQUE

CCXLIV Dans la plupart des cadavres de gens morts d'hydropisie, on trouve : si c'est de celle de la poitrine, outre le liquide, la plèvre épaissie, blanchâtre, les poumons rétrécis, diminués, raccornis, infiltrés, fixés sur les côtés de la colonne vertébrale, etc. Si c'est de celle de l'abdomen, les viscères, principalement le foie et la rate, sont également petits, durs et raccornis.

Art. 6. — *SUR LA PARALYSIE*

CCXLV Plus les parties paralysées sont près de la tête, plus leurs guérisons sont difficiles. La paralysie de la langue est une chose fort difficile à guérir.

CCXLVI Quand un membre paralysé reprend du mouvement, c'est toujours le plus éloigné de la tête, qui reprend le premier.

CCXLVII Dans l'hémiplégie, l'épanchement est toujours, dans le cerveau, du côté opposé à celui qui est paralysé.

CCXLVIII Dans les affections hémiplégiques, subapoplectiques, les malades éprouvent un sentiment continuel de faim, dont ils parlent sans cesse, même dans leur délire, quand ils en ont.

CCXLIX Les fourmillements que certains malades ressentent dans quelques parties du corps, indiquent une difficulté dans la circulation capillaire. Quand ils se montrent dans un membre paralysé, c'est un indice que le mouvement veut revenir. Quand, au contraire, ils surviennent souvent chez ceux qui ne sont pas paralytiques, ceux-ci en sont menacés.

Art. 7. - *SUR L'ASTHME*

CCL Beaucoup de médecins prennent de véritables maladies du cœur pour l'asthme. Ces deux maladies sont cependant différentes, surtout pour la marche et la longueur de la terminaison.

CCLI Il y a peu d'asthmes essentiels ou vrais.

CCLII On donne quelquefois le nom d'asthme à une simple dyspnée, tandis que la dyspnée n'est qu'un symptôme de l'asthme. Au surplus, dire qu'un malade a une dyspnée, c'est ne rien dire de positif, puisqu'une infinité de causes différentes peuvent la produire. Le rapport naturel des parties, légèrement dérangé, suffit souvent seul.

CCLIII La constipation est assez souvent compagne des accès d'asthme.

CCLIV Il est fréquent de rencontrer, chez les asthmatiques, des adhérences du poumon avec la plèvre costale correspondante.

Art. 8. — *DES SQUIRRES*

§ I. — SUR LE SQUIRRE DE L'ESTOMAC

CCLV Le *squirre de l'estomac* est une maladie fréquente. Parmi les causes qui peuvent y donner lieu, on doit distinguer : l'usage trop fréquent des liqueurs alcooliques, en étant à jeun ; la pression forcée et constante contre l'épigastre et les affections morales.

CCLVI On doit distinguer trois variétés dans cette maladie, savoir : le squirre de l'orifice œsophagien, celui de la cavité de l'estomac et celui du pylore.

CCLVII Le premier est le plus rare; le second ensuite, le troisième est le plus commun.

CCLVIII Les signes qui caractérisent le squirre de l'estomac sont : le vomissement constant et fréquent; la constipation [quand les malades vont à la selle ils ne rendent que des matières dures, sèches, noires et arrondies (*scybala*)] ; les éructations aigres ; les borborygmes; quelquefois une saillie ou une grosseur sensible à l'épigastre ; l'amaigrissement ; l'absence de fièvre, etc.

CCLIX Le squirre de l'estomac peut n'être qu'une extension du squirre des organes voisins, comme du pancréas, du foie, etc. Les squirres du foie s'étendent et se communiquent facilement à l'estomac, à cause de leur grande contiguité.

CCLX Tant que l'estomac n'est que squirreux, les vomissements ont plus ou moins la couleur jaunâtre et participent de celle des aliments. Mais quand il s'ulcère, alors on distingue, dedans, une matière noirâtre, semblable à du marc de café brûlé; les vomissements ont alors des qualités plus ou moins âcres, corrosives et brûlantes.

CCLXI Les vomissements ne viennent pas, comme on le croit vulgairement de la fermeture du pylore, car ordinairement on le trouve au moins aussi ouvert que dans l'état ordinaire.

CCLXII Lorsqu'un estomac, attaqué de cette maladie, a une certaine capacité, les vomissements sont d'autant moins fréquents que la capacité est plus grande. Ainsi on a vu des malades ne vomir que tous les quatre, cinq, dix et même vingt jours, selon son étendue, qui peut être énorme, comme on en a quelques exemples. Ce retard dans les vomissements donne quelquefois le change dans cette maladie.

CCLXIII Chez ces malades, l'amaigrissement vient du défaut de nutrition. Dans ce cas, on n'observe jamais de fièvre lente; aussi le pouls reste-t-il très calme, pendant cette maladie.

CCLXIV On a quelques exemples, que cette maladie existe quelquefois sans vomissements; son diagnostic est alors moins sûr. Mais les autres symptômes sont plus que suffisants pour ne pas s'y méprendre.

CCLXV Cette maladie, lorsqu'elle est bien caractérisée, est incurable et mortelle. Sa durée est limitée, ce qui la distingue des vomissements nerveux, qui peuvent durer plusieurs années.

CCLXVI Son traitement consiste à essayer les fondants, lorsqu'elle commence, ensuite les adoucissants, les calmants, les antispasmodiques; la magnésie est quelquefois utile, comme absorbante, lors des vomissements âcres. Le régime doit être doux et facile. Les malades préfèrent les farineux, tels que le vermicelle, le riz, etc.

CCLXVII Lors de la mort des malades, on observe, si le squirre n'est pas ulcéré, un endurcissement, dans l'endroit malade, un noyau plus ou moins épais, lardacé, fibreux, jaune. S'il est ulcéré, alors l'ulcère est à bords plus ou moins noirâtres, épais, renversés, d'une étendue plus ou moins grande. L'ulcération pénètre plus ou moins profondément dans la tumeur squirreuse. L'estomac contracte quelquefois, dans ces circonstances, des adhérences très intimes avec les organes voisins.

§ 2. — SQUIRRE DE L'INTESTIN

CCLXVIII Si le duodénum, surtout à son extrémité pylorienne, devient squirreux, les symptômes, qui se manifestent, sont les mêmes que ceux du squirre de l'estomac. Cette maladie est rare.

CCLXIX Lorsqu'un squirre se développe, sur les autres intestins grêles ou sur les gros, il n'y a pas de signes positifs, qui annoncent sa présence; mais, lorsque ces squirres s'ulcèrent, il en résulte des diarrhées qui ne cèdent à aucun remède, et qui emportent les malades dans le marasme le plus complet. Il y a parfois une douleur locale et constante, et même une tumeur, si le squirre se place à la partie antérieure de l'intestin, que l'amaigrissement des sujets permet de reconnaître.

§ 3. — SQUIRRE DE LA MATRICE

CCLXX Beaucoup de squirres de la matrice sont dus, à ce que les femmes qui les portent ont été vues par des hommes, dont le pénis était d'une proportion trop grande ou trop forte. Il se manifeste alors, à chaque acte du coït, de la douleur et un léger saignement ; ce qui doit être l'avertissement de prendre des précautions.

Art. 9. — *TREMBLEMENT DES DOREURS*

CCLXXI Les doreurs sur métaux, et, en général, tous les ouvriers qui emploient le mercure, sont susceptibles de contracter un tremblement particulier, qu'on a nommé pour cette cause *tremblement des doreurs*.

CCLXXII Ce tremblement prend d'une manière graduée et en vient au point de forcer les ouvriers à quitter tout travail.

CCLXXIII Ce tremblement a cela de particulier, qu'il est véritablement convulsif. Quand il est intense, les malades ne peuvent rien porter à leur bouche, sans qu'ils ne se meurtrissent le visage. Ce sont surtout les bras qui en sont le siège.

CCLXXIV Cette maladie est fort longue, mais elle est rarement fâcheuse. On la traite par les sudorifiques, les purgatifs, les toniques, les bains, les antispasmodiques.

Art. 10. — *SUR LE SCORBUT*

CCLXXV Il y a quelquefois un vrai scorbut, malgré que les gencives soient saines et qu'elles ne saignent point.

CCLXXVI Il est assez fréquent de voir, dans les chaleurs printanières, des saignements de nez répétés, et autres symptômes scorbutiques se déclarer. Les sucs de plantes antiscorbutiques, surtout celui d'oseille, qui existent alors, y remédient efficacement.

CCLXXVII Parmi les dégénérescences cachectiques, la scorbutique est une des plus fréquentes. Le médecin doit être prévenu de cela, afin d'y apporter les remèdes convenables.

Art. 11. — *SUR LES MALADIES LAITEUSES*

CCLXXVIII On attribue trop souvent au lait des maladies, qui lui sont étrangères.

Presque toutes les femmes attribuent les maladies qu'elles ont, après leurs couches, à des maladies laiteuses.

Art. 12. — *SUR LES MALADIES NERVEUSES*

CCLXXIX Quand un système, soit le nerveux ou un autre, a été une fois ébranlé, il acquiert, par là, de la facilité à le devenir de nouveau.

CCLXXX Dans les spasmes généraux, les convulsions tétaniques, la circulation est étrangement gênée, ce qui indique que le cœur doit éprouver, pendant ce temps, la même gêne. Lorsque les malades meurent dans ces spasmes, c'est par la suspension de la circulation et de la respiration.

CCLXXXI L'usage de l'opium est contraire, dans quelques affections hystériques. Quand les femmes sont fortes et pléthoriques, il faut s'en tenir aux antiphlogistiques, tels que les bains, la saignée, les délayants généraux, etc., auxquels on peut joindre cependant les antihystériques, les bols d'*assa fœtida,* les lavements avec la décoction de matricaire, etc.

Art. 13. — *SUR LES VERS*

CCLXXXII L'existence des vers, dans le corps humain, malgré les nombreux signes qu'on en donne, est une chose quelquefois fort difficile à reconnaître et parfois même impossible.

CCLXXXIII On accuse souvent les vers d'une foule de maladies nerveuses, dont ils ne sont nullement cause.

Art. 14. — *SUR LE MÉLŒNA*

CCLXXXIV Il est très probable, que le sang que l'on rend dans le mélœna vient plutôt du foie par le canal cholédoque, d'où il remonte dans l'estomac, que de la rate par les vaisseaux courts. Le premier chemin est évident et facile, tandis que l'autre n'est pas prouvé. D'ailleurs, le dévoiement de même nature, qui existe en même temps est encore une preuve à l'appui de cette opinion.

Art. 15. — *SUR LA VÉROLE*

CCLXXXV On voit des symptômes de vérole chez des adultes qui ne se sont jamais exposés à la contracter; cependant, les auteurs attestent manifestement le contraire.

APHORISMES
DE
MÉDECINE CLINIQUE

PAR LE BARON

CORVISART

QUATRIÈME SECTION

TERMINAISONS DES MALADIES
LA MORT — L'AUTOPSIE CADAVÉRIQUE
LA CONVALESCENCE — LES MÉDICAMENTS

ARGUMENT
DE LA QUATRIÈME SECTION

LA QUATRIÈME *section des* Aphorismes *comporte l'étude des* terminaisons des maladies. *Dans les divers chapitres qui la constituent il est traité :* de la mort; de l'autopsie cadavérique; de la convalescence; des médicaments.

La mort. — *Dans quelques considérations générales, Corvisart fait remarquer que la mort, contrairement à l'affirmation de certains auteurs, peut survenir à n'importe quelle heure* [287], *et que les cordiaux qu'on administre aux agonisants, précipitent plutôt le terme de leur vie* [289]; *il en est de même, de l'emploi du vésicatoire* [290].

L'autopsie cadavérique *est un sujet abondamment étudié par l'auteur. Les faces des cadavres ont une physionomie spéciale, comme celles des malades. Il est nécessaire d'étudier leur attitude* [291]. *Il est utile de rechercher l'état de la poitrine par la percussion* [292] *et celui de la bile* [293]. *Les parties voisines de celles qui furent le siège de la maladie se décomposent plus vite que les autres* [295]; *pendant la saison chaude, il s'y développe rapidement des gaz, qui sont dus à la décomposition des tissus* [296]. *Les muscles sont plus rouges dans les maladies aiguës* [297]. *L'épiploon est souvent adhérent, chez les gens ayant eu des coliques ou des douleurs abdominales* [298]. *Chez les nerveux, les intestins sont minces et membraneux* [*300*]. *On trouve, de temps en temps, des invaginations de l'intestin grêle ; c'est ordinairement le bout supérieur qui entre dans l'inférieur* [*301*]. *Il est extrêmement difficile de se prononcer dans les cas d'empoisonnement, d'après les lésions de la tunique interne de l'estomac, celle-ci étant même altérée chez des gens, qui parfois n'ont bu que des boissons adoucissantes* [*302*]. *Le cadavre présente souvent, dans divers organes, des traces d'inflammations qui ne se sont révélées, pendant la vie, par aucun signe* [*304*]. *Le but de l'autopsie, étant de s'éclairer sur le genre de mort des malades et de s'instruire en anatomie pathologique, il ne faut laisser échapper aucune occasion de pratiquer cette autopsie et on doit y apporter le plus grand soin. C'est un des meilleurs moyens de s'instruire en Médecine et d'agrandir la Science* [*306*].

L'étude de la convalescence *est l'occasion de formuler de sages conseils. Par exemple, Corvisart dit qu'il faut éviter l'abus des purgatifs, qui souvent affaiblissent les convalescents* (*309 et 310*]. *Les malades qui relèvent d'affections très aiguës, et ont été mis à la diète, ont un appétit considérable ; il faut être très prudent dans leur alimentation, car s'ils mangent trop, il peut s'ensuivre une rechute ou la mort subite* [*313*] *; à leur autopsie, en cas de mort, il s'échappe de l'intestin une odeur aigre et piquante très désagréable* [*314*].

Quelques considérations sur l'emploi des médicaments, *terminent les aphorismes. Le médecin doit connaître les substances médicamenteuses et leur préparation* [*316*]. *Pour pouvoir compter sur les effets d'un médicament, il faut être assuré, que les substances avec lesquelles on le prépare, sont de bonne qualité, qu'il est fidèlement exécuté, que le malade le prend tout entier et enfin qu'on observe les autres recommandations prescrites* [317]. *Pour s'assurer de l'effet d'un médicament on doit en continuer l'usage quelque temps, afin de pouvoir juger de son résultat* [318]. *Un médicament auquel on attribue trop de vertus, doit être suspect* [319]. *Quand on est embarrassé pour le choix d'un traitement à appliquer à un malade, il faut s'aider de la méthode analytique, qui consiste à passer en revue, les différents moyens de la* médecine agissante. *Il faut discuter les indications et contre-indications. Si on décide de n'employer aucun de ces moyens, il faut faire de la* médecine expectante, *c'est-à-dire s'en tenir à des moyens généraux, jusqu'à ce que des indications nouvelles montrent la médication à laquelle on doit recourir* [321].

Quelques observations particulières sur certains médicaments *terminent ce chapitre de thérapeutique appliquée. Dans les maladies nerveuses, on peut administrer jusqu'à deux cents grains de fleurs de zinc, en commençant par quelques grains et augmentant graduellement. Il ne se produit jamais de mauvais effets, comme le craignent les auteurs, mais par contre on a souvent des résultats très heureux* [322]. *Le suc de papaver, si conseillé contre le ténia, ne réussit généralement pas* [323]. *La digitale conseillée contre la phthisie et l'hydropisie, pour diminuer la fréquence du pouls, n'a fourni à Corvisart qu'un résultat satisfaisant, sur sept expériences* [324].

QUATRIÈME SECTION

TERMINAISON DES MALADIES

CCLXXXVI On sait que les maladies se terminent de trois manières ou par le changement en une autre maladie, ou par la mort, ou par le retour à la santé. Nous ne dirons rien de la première terminaison.

Art. 1. — *DE LA MORT*

CCLXXXVII On meurt à toute heure du jour et de la nuit. Il y a cependant des auteurs, qui veulent qu'il y ait des heures de préférence.

CCLXXXVIII Dire qu'un malade est mort subitement, c'est ne rien dire, puisque beaucoup de causes différentes peuvent produire une mort subite.

CCLXXXIX Les cordiaux, que l'on donne dans l'agonie de toutes les maladies, précipitent plutôt leur terme, dans quelques circonstances, qu'ils ne le retardent.

Quatrième section

CCXC Dans l'agonie, ou au moins dans quelques cas, un vésicatoire appliqué largement semble rappeler un peu à la vie ; mais, quand son action stimulante est passée, les malades retombent et périssent. Car les vésicatoires font valoir les forces vitales, qui existent chez l'individu, mais ils n'en donnent pas d'autres.

Art. 2. — *SUR L'AUTOPSIE CADAVÉRIQUE*

CCXCI Les faces des cadavres ont leur physionomie, comme celles des malades. Certains conservent des attitudes qu'il est nécessaire d'observer, parce qu'avec un peu d'habitude et de sagacité, il est possible de reconnaître, dans quelques cas, sur la simple inspection d'un cadavre, de quelle maladie le sujet est mort.

CCXCII Il est à propos d'exercer la percussion de la poitrine, sur tous les cadavres, pour aider dans le pronostic à porter sur l'état de la poitrine. Il est à observer, que dans les cadavres, la poitrine résonne quelquefois antérieurement, malgré qu'il y ait de l'eau dans les cavités ; c'est qu'alors, elles n'en sont pas totalement remplies et que le liquide a gagné le fond, à cause de la position renversée du cadavre. Il pourrait arriver encore que la poitrine résonnât malgré que le poumon fût engorgé ; c'est, qu'alors, l'engorgement serait dans le lobe postérieur.

CCXCIII La bile varie, dans tous les cadavres, par la densité, la viscosité, la saveur, la couleur, la ténacité et peut-être par ses éléments de composition.

CCXCIV En pressant les hypochondres ou l'épigastre des gens morts avec le râle, on fait sortir un liquide écumeux dans la trachée, dont on coupe, pour cela, quelques anneaux au-dessus du sternum.

CCXCV Avec la mort, les parties voisines de celles affectées, pendant la maladie, s'altèrent ou se décomposent préférablement à celles qui en sont plus éloignées. L'érysipèle, surtout le gangréneux, en offre un exemple frappant.

CCXCVI Dans la saison chaude, si on tarde un peu à ouvrir les cadavres, il y a une tympanite extra-intestinale, qui n'est produite que par un commencement de décomposition et qu'il ne faut pas attribuer à la maladie.

CCXCVII Dans les maladies aiguës, on trouve les muscles d'un rouge plus ou moins foncé et poisseux, au toucher. Ils sont, au contraire, pâles, humides, amincis, dans les maladies, dont le cours a été long.

CCXCVIII On trouve, assez souvent, l'épiploon adhérent à certaines parties de l'abdomen, ce qui produit des tiraillements de l'intestin, pendant la vie et des coliques, dont les malades se plaignent, et qu'il est difficile de soulager, on sait pourquoi.

CCXCIX Tous les cadavres ont les poumons engorgés d'un sang noir, mousseux, du côté où on les a laissés, après la mort ; c'est que le sang, obéissant aux lois de la gravité, s'est rendu à la partie la plus déclive de l'organe. On se gardera bien de croire cet engorgement morbifique.

CCC Chez les gens nerveux, les intestins sont minces, ténus, membraneux.

CCCI On trouve, de temps en temps, des invaginations de l'intestin grêle. C'est ordinairement le bout supérieur, celui qui tient à l'estomac, qui entre dans l'inférieur. La disposition contraire est fort rare. On n'observe pourtant pas, que les personnes qui les portent aient présenté, dans le courant de leur vie, les symptômes effrayeurs que les auteurs disent accompagner ce genre de lésions. On voit aussi, que le mercure que l'on conseille, dans le cas où l'existence de l'invagination serait reconnue, ne doit pas être de quelque utilité, puisqu'il passe tout droit et ne peut forcer par son poids l'intestin à reprendre sa direction ordinaire, ce qui pourrait arriver, si c'était le bout inférieur, qui fut dans le supérieur.

CCCII Il est extrêmement difficile de se prononcer, dans le cas d'empoisonnement, d'après la seule ouverture du cadavre. Quelle que soit la couleur de la tunique interne de l'estomac, quelque désordre qu'on y observe, il ne faut jamais décider qu'il y a eu empoisonnement, à moins que les symptômes, qui ont précédé la mort, ne rendent la chose évidente, ou bien qu'on ne rencontre dans l'estomac, ou dans le tube alimentaire, une matière que l'action des réactifs chimiques démontre être un véritable poison. On voit assez souvent, dans les cadavres, la membrane interne de l'estomac, rouge, comme enflammée, chez des gens qui alors n'ont pris que des boissons adoucissantes. On sent que ce point, qui peut appartenir à la Médecine légale, est de la plus grande importance et qu'il est probable qu'on a commis plus d'une erreur à ce sujet. C'est pourquoi le médecin doit y apporter une prudence infinie.

CCCIII Pour s'assurer si une rate est saine, il suffit de la couper et de la racler avec le dos d'un scalpel. Si le suc qui en découle est semblable à de la gelée de groseilles un peu cuite, on peut assurer que oui. Du reste, si on excepte la variation dans le volume, on rencontre assez rarement cet organe malade, parce qu'il est mou et froid de sa nature, de sorte qu'il est peu capable d'inflammation vive.

CCCIV On trouve fréquemment, sur le cadavre, des traces d'inflammation, dont on n'a aperçu (aucune trace) et qui n'ont réellement présenté aucun signe pendant la vie.

CCCV Toutes les fois, qu'en faisant l'ouverture d'un cadavre et qu'après avoir enlevé la calotte du crâne et les méninges, on trouve des dépressions sur des circonvolutions du cerveau, telles que celles-ci paraissent comme aplaties, on peut assurer qu'il y a toujours un épanchement quelconque, dans la substance de cet organe.

CCCVI Le but de toute ouverture cadavérique étant de s'éclairer sur le genre de mort des malades et de s'instruire en anatomie pathologique, on doit ne laisser jamais échapper l'occasion d'en faire, lorsqu'il y a possibilité et y apporter beaucoup de soin. C'est un des meilleurs moyens de s'instruire en médecine et d'agrandir la science.

Art. 3. — *SUR LA CONVALESCENCE*

CCCVII Le passage de l'état de maladie à l'état de santé parfaite s'appelle convalescence. C'est un état mixte, dans lequel les systèmes reviennent peu à peu à leurs fonctions primitives.

CCCVIII Dans la convalescence des maladies aiguës, le pouls conserve, quelquefois, de la fréquence. On ne peut cependant pas appeler cela fièvre.

CCCIX Il y a une infinité de maladies, où il est inutile de donner des purgatifs vers la fin ; on les connaît à l'absence de tout symptôme gastrique et au bon appétit du malade. Cependant, lorsque cela ne peut être nuisible, on est quelquefois obligé d'en obtempérer, malgré leur inutilité, pour satisfaire aux préjugés et éviter les reproches que feraient les malades à la première indisposition, qu'ils ne manqueraient pas d'attribuer au défaut de purgation.

CCCX On doit refaire un peu les malades, qui en ont besoin, par de bons aliments, avant de les purger, lorsque cela est nécessaire. La purgation affaiblirait encore et serait plus nuisible qu'utile, sans cette précaution.

CCCXI Il n'est pas rare de voir, dans la convalescence des pleurésies et des péripneumonies, lorsque les malades se lèvent et marchent, venir de nouveaux points de côté, causés par de plus grandes inspirations qu'ils n'en avaient faites jusque-là. Ils se dissipent aisément et spontanément.

CCCXII Certaines constitutions froides et humides s'opposent à ce que les convalescences aillent franchement et vitement. Cela est surtout remarquable, dans les maladies catarrhales.

CCCXIII Les malades qui relèvent d'affections très aiguës, où la diète a été rigoureuse, ont quelquefois, un appétit considérable. S'ils s'avisent de le satisfaire gloutonnement, ils périssent presque subitement ou ils retombent dans la maladie primitive, qui est alors bien plus dangereuse. On peut expliquer ce fait, en disant que l'estomac, dans ce cas, attire à lui, pour opérer la digestion, le peu de forces vitales qui restent et qu'alors l'individu succombe.

CCCXIV Lorsque les malades meurent d'indigestion le jéjunum, au lieu d'être vide, est plein de la pulpe alimentaire. A l'ouverture de l'abdomen, il s'échappe une odeur aigre et piquante très désagréable.

Art. 4.— *SUR LES MÉDICAMENTS*

CCCXV On donne le nom de médicaments, aux moyens que le médecin emploie pour combattre les maladies.

CCCXVI La connaissance des substances médicamenteuses et leur préparation doivent faire partie de la science du médecin.

CCCXVII Pour pouvoir compter sur les effets d'un médicament, il faut être sûr, que les substances, avec lesquelles on doit le préparer, sont de bonne qualité ; qu'il est fidèlement exécuté ; que le malade le prend tout entier et enfin qu'on observe les circonstances prescrites. Sans toutes ces conditions, le but du médecin n'est point rempli. Dans les hôpitaux, où elles sont ordinairement mal observées, les malades en souffrent et les résultats moins heureux, toutes choses égales d'ailleurs qu'en ville.

CCCXVIII Quel que soit l'effet d'un médicament, à moins qu'il ne soit nuisible, on doit en continuer l'usage quelque temps afin de pouvoir juger de son résultat. Car, si on changeait pour quelques petites incommodités, dont les malades se plaindraient, il faudrait souvent le faire à tout instant. Cette vacillation dans la manière de faire la Médecine serait très blâmable.

CCCXIX On doit douter d'un médicament, auquel on attribue beaucoup de vertus, surtout si ces vertus sont opposées.

CCCXX Lorsqu'on a fait faire usage, pendant quelque temps, des fondants, de quelque nature qu'ils soient, il est nécessaire d'user de quelques purgatifs, pour faciliter la sortie de l'humeur qu'ils peuvent avoir détachée.

CCCXXI Quand on est embarrassé sur le traitement à faire à un malade, on peut y parvenir en s'aidant de la méthode analytique. On passe en revue les différents moyens de la Médecine agissante, tels que la saignée, les vomitifs, les vésicatoires, les purgatifs, etc. On discute sur leurs indications ou leurs contre-indications. Si, d'après cet examen, on se détermine à ne les point employer, on en conclut qu'il ne faut faire que la Médecine expectante, c'est-à-dire s'en tenir à des moyens généraux, du moins jusqu'à ce que des indications nouvelles se présentent.

OBSERVATIONS PARTICULIÈRES SUR QUELQUES MÉDICAMENTS

CCCXXII On peut porter l'administration des fleurs de zinc, dans les maladies nerveuses, jusqu'à plus de deux cents grains, en commençant par quelques grains et montant graduellement. Ce métal ne produit alors aucun des mauvais effets, dont les auteurs menacent. Porté à cette dose, on obtient, assez souvent, des résultats heureux.

CCCXXIII Le suc de papayer, vanté contre le tænia, administré convenablement, n'a pas réussi.

CCCXXIV La digitale pourprée, proposée contre la phthisie, l'hydropisie, et surtout pour diminuer la fréquence du pouls, n'a sur sept expériences, réussi qu'une fois : c'était dans le dernier cas.

TABLE DES MATIÈRES

Pages

SORTI DES PRESSES DE
L'IMPRIMERIE BARNÉOUD
== A LAVAL ==

SEPTEMBRE 1929

MASSON ET Cie
ÉDITEURS — PARIS

R. SABOURAUD
Directeur du Laboratoire municipal de la Ville de Paris à l'Hôpital Saint-Louis.

MALADIES DU CUIR CHEVELU

V. — LES SYNDROMES ALOPÉCIQUES

Pelades et Alopécies en Aires

(1929). Un volume de 378 pages avec 179 fig. originales. **80 fr.**

Ce livre est le dernier de la série sur « Les maladies du cuir chevelu »; il est consacré aux alopécies et avant tout à l'*Area Celsi*, la pelade française.

Dans la première partie de l'ouvrage, l'auteur résume le sujet tel qu'il se présente à l'œil nu au clinicien, au praticien. Ce résumé comprend l'étude clinique des lésions locales, leur ordre de succession, l'énumération et la description de leurs principales variétés, et le diagnostic différentiel de la maladie, ce qui permet de passer en revue toutes les affections de symptômes analogues.

Le reste du volume est consacré à la recherche des causes et des mécanismes qui peuvent produire cette affection.

L'auteur termine par un exposé des divers traitements généraux auxquels la théorie étiologique de l'alopécie en aires a donné lieu.

Précédemment publié :

Pyodermites et Eczémas

(1928). Un volume de 284 pages avec 149 figures. . . . **60 fr.**

Dr *Jules* JANET

Diagnostic et Traitement de la Blennorragie

chez l'Homme et chez la Femme

(1928). Un volume de 536 pages avec 143 figures. . . . . **60** fr.

PEU de maladies sont aussi répandues, aussi variées et aussi complexes, peu de maladies nécessitent des connaissances aussi diverses.

Les cas si différents que le médecin est appelé à rencontrer ne sont pas ramenés dans ce livre à deux ou trois types déterminés avec indication d'un traitement stéréotypé, méthode dont on a souvent abusé.

Au contraire, l'auteur de ce livre, spécialiste dont l'expérience est considérable, attribue une importance primordiale à l'individualisme si caractéristique des maladies urinaires; par suite, les moyens qu'il préconise pour établir le diagnostic lui permettent d'opposer à chaque cas l'arme qui convient; de là l'étendue de cet ouvrage, mais qui permettra en toutes circonstances au médecin de lutter efficacement contre une maladie aux complications redoutables.

Henri MONDOR

Professeur agrégé à la Faculté de Médecine de Paris,
Chirurgien des Hôpitaux.

Les Arthrites Gonococciques

(1928). Un volume de 528 pages avec 121 figures. . . . **70** fr.

L'AUTEUR n'a pas seulement réuni ses recherches personnelles sur la bactériologie et la variété des lésions anatomiques, sur les ostéo-arthrites gonococciques, sur les coxites si redoutables et si souvent méconnues, sur les résultats des traitements médicaux et chirurgicaux. Il a voulu que tous les éléments du problème clinique et toutes les difficultés de la thérapeutique fussent mis sous les yeux du praticien.

La thérapeutique est le chapitre le plus étendu : tous les traitements ont leur technique décrite et leurs résultats jugés ou discutés.

H. VIGNES

Accoucheur des Hôpitaux de Paris

Physiologie Gynécologique
et Médecine des Femmes

(1929). Un volume de 568 pages avec 75 figures. . . . **65 fr.**

DANS ce nouvel ouvrage, H. Vignes étudie comment fonctionne l'appareil génital de la femme en dehors de la gestation, et comment ce fonctionnement retentit sur l'ensemble de l'organisme.

Chemin faisant, il s'étend longuement sur le mécanisme par lequel divers agents physiques et pharmacologiques peuvent modifier les phénomènes physiologiques ou physiopathologiques. Certes, il ne s'agit pas d'un livre de thérapeutique où sont discutés les mérites respectifs de tel traitement chirurgical ou médical, mais l'auteur montre par quel mécanisme des agents physiques tel que l'électricité, les rayons, l'hydrothérapie, l'hydrologie, les cures climatiques, le mariage même, et comment de nombreux médicaments : emménagogues, hémostatiques, aphrodisiaques, anaphrodisiaques, calmants de la douleur, du nervosisme, etc., permettent de soulager maintes misères féminines.

Gaston COTTE

Professeur agrégé à la Faculté de Médecine de Lyon,
Chirurgien des Hôpitaux.

Les Troubles Fonctionnels
de l'Appareil génital de la femme

ÉTUDE PHYSIOLOGIQUE, CLINIQUE ET THÉRAPEUTIQUE

(1927). Un volume grand in-8 de 570 pages avec 117 fig. **60 fr.**

L'AUTEUR dans une série de chapitres étudie la *menstruation et ses troubles : la copulation, le sens génital et leurs troubles : la fécondation de l'ovule, la nidation de l'œuf* et la stérilité de la femme qui en est le corollaire. Il étudie ensuite *les sécrétions de l'appareil génital et leurs troubles.*

A propos de la *circulation sanguine de l'appareil génital*, il décrit la congestion utéro-annexielle sous ses différents aspects.

Un chapitre est réservé aux *insuffisances ovariennes et aux troubles consécutifs à la castration.*

G. MARION
Professeur agrégé à la Faculté de Médecine de Paris,
Chirurgien du Service Civiale (Hôpital Lariboisière).

Traité d'Urologie

2e Édition refondue (1928). Deux volumes formant ensemble 1.192 pages avec 482 figures et 31 planches hors texte en couleurs, reliés toile, fers spéciaux . . . . 200 fr.

C'est un exposé de tout ce qui touche à l'Urologie, présenté d'une façon essentiellement pratique.

Il comprend : 1° *Une description de l'anatomie* macroscopique et microscopique des organes urinaires.

2° Un chapitre sur les *diverses méthodes d'exploration.*

3° Une étude des grands symptômes urinaires et leur signification.

4° *La pathologie* des affections de l'appareil urinaire tient naturellement la plus grande place.

5° La partie *thérapeutique* est exposée de la même manière éminemment pratique et répond à cette nécessité de tout ouvrage de spécialité d'être à la fois médico-chirurgical.

6° Mais c'est surtout la *technique opératoire* urologique qui constitue la partie la plus originale et la plus personnelle de l'ouvrage.

Cette technique est complétée par l'étude des *explorations instrumentales* (cystoscopie, cathétérisme urétéral, uretroscopie, étincelage).

F. LEJARS
Professeur de Clinique chirurgicale à la Faculté de Médecine de Paris,
Chirurgien de l'hôpital Saint-Antoine,
Membre de l'Académie de Médecine.

Exploration Clinique et diagnostic chirurgical

DEUXIÈME ÉDITION ENTIÈREMENT REFONDUE

(1927). Un volume de 912 pages avec 1.054 photographies et dessins originaux, broché . . . . 100 fr.
Relié toile . . . . 120 fr.

Il faut que le médecin — que tout médecin — sache regarder, palper, percuter, mobiliser, explorer, pour tout dire.

C'est cette technique, qui est *figurée et décrite* dans ce bel ouvrage : *figurée* par des photographies abondantes, inédites, *décrite* dans un style concis qu'ont su apprécier les médecins du monde entier pour lesquels « La Chirurgie d'urgence » du Professeur Lejars a toujours été le guide sûr et indispensable.

NOUVEAUTÉ

P. LECÈNE

Professeur à la Faculté de Médecine de Paris,
Chirurgien de l'Hôpital Saint-Louis.

Chirurgie des Os et des Articulations des membres

Avec la collaboration de P. Huet,
Chirurgien des Hôpitaux de Paris.

(1929). Un volume grand-in-8° de 592 pages avec 337 figures.
Broché. . . . . **125 fr.**
Relié toile . . . . **140 fr.**

La chirurgie osseuse est difficile et réclame une connaissance approfondie de l'anatomie. Elle nécessite en outre une exécution impeccable si l'on veut obtenir un résultat orthopédique et fonctionnel satisfaisant.

Le professeur Lecène, dont l'expérience opératoire est considérable, expose dans cet ouvrage la chirurgie réelle telle qu'elle est faite sur le vivant avec ses difficultés et ses risques. Il fait comprendre l'idée directrice de l'opération et son but physiologique ainsi que les résultats réels et durables qu'on peut en attendre.

L'illustration d'une importance capitale dans un volume de ce genre a été particulièrement soignée.

La première partie est un exposé de la question du traitement sanglant des fractures et des pseudarthroses.

La deuxième est consacrée au traitement des ostéomyélites.

La troisième à celui des tumeurs et des lésions dystrophiques des os.

La quatrième aux plaies articulaires et à leurs complications, les luxations, les ankyloses.

Viennent ensuite un chapitre sur le traitement chirurgical des tuberculoses ostéo-articulaires, deux chapitres de technique pure, l'un sur les amputations, l'autre sur les résections.

Enfin, dans la dernière partie, est étudié le traitement chirurgical des déformations osseuses, congénitales ou acquises.

Atlas de Radiographie Osseuse

I. SQUELETTE NORMAL

PAR

G. HARET *A. DARIAUX*

Électro-radiologistes des Hôpitaux de Paris,

Jean QUÉNU

Professeur agrégé à la Faculté de Médecine, Chirurgien des Hôpitaux de Paris,

avec la collaboration de H.-P. CHATELLIER

Oto-rhino-laryngologiste des Hôpitaux.

(1927). Un vol. in-4° (25×32) de 132 p. avec 123 fig. et 123 schémas. Relié fers spéciaux. . . . . **160** fr

C'EST un atlas de radiographie osseuse, *normale*, réalisé en collaboration par un chirurgien et deux radiographes expérimentés : il est destiné à servir d'instrument de travail à tous ceux qui ont besoin d'interpréter une radiographie, depuis l'étudiant jusqu'au clinicien.

On y trouvera toutes les images utiles : toutes les parties du squelette ont été reproduites, de face, de profil, de 3/4 et sous les angles où l'on peut pratiquement examiner un organe.

Les 65 premières images concernent *l'adulte*, les 60 dernières concernent *l'enfant* pris depuis la période fœtale jusqu'à 16 ans.

En face de chaque document a été publié *un schéma établi sous une forme nouvelle;* ce schéma, en effet, a été dessiné sur une seconde radiographie identique à la première et reproduite à la même échelle. Les notations anatomiques ont été portées sur cette seconde image, de sorte que le lecteur embrasse d'un coup d'œil : la radiographie, le schéma analytique et son commentaire anatomique.

DANS LA MÊME SÉRIE (*Sous presse*).

Atlas de Radiographie osseuse. — II. Système osseux pathologique. *Luxations, Fractures, Affections acquises, Malformations.*

Radiologie Clinique

du Tube Digestif

publié sous la direction

de MM. Pierre DUVAL, J.-Ch. ROUX, H. BÉCLÈRE

I. — ESTOMAC ET DUODÉNUM

par Pierre DUVAL

Jean-Charles ROUX *Henri BÉCLÈRE*

(1928). Un volume in-4° (25×32) de 240 pages contenant 400 radiographies et 432 schémas inédits, reliure toile, fers spéciaux . . . . **250** fr.

Relié en deux volumes pour expédition à l'étranger **265** fr.

Ce livre est le premier du genre. A une exigence nouvelle de la pratique, il apporte un type nouveau de publication : c'est un *Traité clinique* de Radiographie.

— il groupe 400 radiographies inédites d'affections de l'estomac et du duodénum.

— il donne de chacune un double commentaire : des dessins schématiques explicatifs et une description *médicale* détaillée, — description contrôlée *dans chaque cas* par un résultat opératoire *réel* ou par un traitement médical suivi et prolongé.

— il classe enfin ces images selon un plan qui permet de situer chaque cas concret à sa place dans la Pathologie.

Cet exposé de clinique sémiologique a été présenté avec une richesse de développement inédite encore dans un livre de diagnostic radiologique.

DANS LA MÊME SÉRIE (*Sous presse*).

TOME II. — ***Œsophage, Intestin, Foie et Pancréas***

par MM. J. Gatellier, F. Moutier et P. Porcher

Georges **GUILLAIN**

Professeur de Clinique des Maladies du Système nerveux à la Faculté de Médecine de Paris, Membre de l'Académie de Médecine, Médecin de la Salpêtrière.

Études Neurologiques

TROISIÈME SÉRIE

(1929). Un volume de 454 pages avec 119 figures . . . **70 fr.**

Le professeur Guillain a réuni dans cette *Troisième série d'Études Neurologiques* les travaux poursuivis à la Clinique des Maladies Nerveuses de la Salpêtrière durant ces dernières années. Ces travaux ont été commentés dans ses leçons cliniques et représentent une partie de son enseignement. Ils ont été groupés dans ce livre sous les titres suivants : Tumeurs cérébrales; Pathologie de l'encéphale; Pathologie des pédoncules cérébraux, de la protubérance, du bulbe, du cervelet; Pathologie de la moelle épinière, des nerfs craniens et rachidiens; Atrophies musculaires; Varia. L'auteur y a ajouté un chapitre d'Histoire de la Neurologie consacré à l'œuvre de G.-B. Duchenne (de Boulogne).

Dr **RISER**

Professeur agrégé à la Faculté de Toulouse.

Le Liquide Céphalo-Rachidien

Physiologie et Exploration du Système ventriculo-méningé

(1929). Un volume de 250 pages avec 24 figures. . . . **28 fr.**

La base de ce travail est constituée essentiellement par 582 expériences sur l'animal et plus de 3000 observations chez l'homme, cliniques et humorales, histologiques, radiographiques, chirurgicales. C'est une monographie sur le liquide céphalo-rachidien, la physiopathologie des espaces sous-arachnoïdiens et des ventricules cérébraux. On y trouvera un exposé critique des procédés d'exploration nouveaux par l'air, les solutions colorées, et le lipiodol.

André THOMAS

Médecin de l'Hôpital Saint-Joseph.

Les Phénomènes de Répercussivité

Système sympathique - Système Cérébro-spinal
Les Spasmes vasculaires - Epilepsie - Asthme

(1929) Un volume de 256 pages . . . . **32 fr.**

A une époque où la biologie en était encore à ses premiers essais, on a désigné sans doute sous le nom de sympathie des processus d'ordres très divers qui comprennent les synergies glandulaires, les perturbations humorales, les contre-coups par action mécanique, les réactions d'origine nerveuse et beaucoup d'autres influences. La susceptibilité d'un organe malade peut être éveillée par des processus du même ordre : lorsque la répercussion d'une irritation périphérique ou centrale s'exerce sur lui par l'intermédiaire du système nerveux, on peut réserver à cette susceptibilité si spéciale le nom de « répercussivité ».

Ph. PAGNIEZ

Médecin de l'Hôpital Saint-Antoine.

L'Epilepsie

Conceptions actuelles sur sa pathogénie et son traitement.

(1929) Un volume de 200 pages . . . . **26 fr.**

Cet ouvrage est une mise au point de nos conceptions actuelles sur la pathogénie et le traitement de l'Épilepsie. Il est basé sur tout ce que la littérature française et étrangère a fourni d'essentiel, touchant cette importante question dans les vingt dernières années et sur les observations cliniques et expérimentales de l'auteur.

I. Épilepsie et Expérimentation. — II. Anatomie et Physiologie pathologiques. — III. Les troubles humoraux. — IV. Le Rôle du Liquide céphalo-rachidien. — V. Épilepsie et Anaphylaxie. — VI. La Toxicité des Humeurs chez l'Épileptique. — VII. Le Rôle des Glandes endocrines. — VIII. Le Rôle du Système organo-végétatif. — IX. Indications pathogéniques tirées de l'étude clinique. — X. Thérapeutique. — XI. Conceptions actuelles sur la Pathogénie de l'Épilepsie.

Ch. ACHARD

Professeur de Clinique médicale à la Faculté de Médecine de Paris.
Membre de l'Académie de Médecine.
Membre de l'Institut.

Les Maladies Typhoïdes

Etudes Clinique, Pathologique et Thérapeutique

(1929) Un volume de 306 pages avec 78 figures . . . . 36 fr.

La conception de la fièvre typhoïde, lorsqu'elle s'introduisit en pathologie, reposait sur l'étude des lésions : c'était une conception unitaire, succédant à la pluralité clinique que l'observation des seuls symptômes avait pendant longtemps laissé régner dans l'esprit des médecins. Mais, de nos jours, l'étude microbiologique a suscité une conception nouvelle en révélant une pluralité microbienne qui fait de la fièvre typhoïde non plus une infection unique, mais un groupe de maladies typhoïdes semblables par leurs symptômes et leurs lésions, mais produites par des germes différents : d'où des réactions différentes pour les reconnaître et des moyens spécifiques différents pour les traiter et les prévenir.

Le professeur Achard réunit dans cet ouvrage la substance de ses recherches et de ses observations.

Leone LATTES

Professeur à la Faculté de Médecine de Modène.

L'Individualité du Sang

En Biologie - En Clinique et en Médecine légale

(1929) Un volume de 320 pages avec 66 figures . . . . 50 fr.

Chacun de nous a une personnalité humorale qui le différencie des autres individus. Parmi les moyens propres à mettre en évidence cette personnalité, l'étude de l'iso-agglutination des globules rouges a pris une place prépondérante. On sait de quelles innombrables recherches ce phénomène de l'iso-agglutination a été l'objet, surtout depuis la découverte des groupes sanguins. Le professeur Leone Lattes (de Modène) a pris la tâche de réunir en une étude d'ensemble tout ce qui a été fait sur cette question. Il est inutile de souligner l'importance de l'effort nécessité par une telle entreprise, et l'intérêt capital que présente pour tous les biologistes et les médecins un ouvrage de ce genre.

E. RIST
Médecin de l'Hôpital Laennec.

Qu'est-ce que la Médecine

suivi de six autres essais

(1922). Un volume de 236 pages. . . . . 25 fr.

Le domaine de la médecine s'est accru si vite et dans de telles proportions, dans l'ordre de la connaissance comme dans celui de l'action, qu'il devient de plus en plus nécessaire de faire halte, de temps à autre, pour tâcher d'y voir clair, et de se poser cette question : « Qu'est-ce au juste que la médecine?

Le docteur Rist dégage des sept études suivantes le sens véritable de la profession médicale ainsi que les principes essentiels qui doivent guider les médecins.

I. Qu'est-ce que la Médecine? — II. Le Diagnostic des Affections thoraciques avant l'invention de la percussion et de l'auscultation. — III. Les Débuts de la Percussion. — IV. Les Progrès de la Médecine. — V. Science et Art en Médecine. — VI. Quelques Responsabilités morales du Médecin. — VII. Le Serment d'Hippocrate.

LEÇONS PROFESSÉES A LA CHARITÉ

Service du Professeur Sergent

Questions cliniques d'actualité

(1928). Un volume de 254 pages avec 8 planches hors texte. 34 fr.

Chacune des leçons qui composent cet ouvrage a été faite à l'hôpital par un clinicien connu sur un sujet qui lui est familier et à propos duquel sa compétence s'est déjà affirmée.

Chacune de ces leçons fournit une documentation très nouvelle sur des sujets d'actualité.

H. CHABANIER
M. LEBERT et C. LOBO-ONEL

Physiopathologie et traitement du Diabète sucré

Préface du Professeur LEGUEU

(1929). Un volume de 444 pages. . . . . 50 fr.

Ce livre a pour objet principal l'étude de l'application de l'insuline en clinique humaine, et plus spécialement dans le traitement du diabète sucré.

La première partie est consacrée aux *Caractéristiques de l'État diabétique : Essai sur une Physiopathologie du Diabète sucré.*

La deuxième partie au *Traitement des États diabétiques et de leurs complications.*

Puis vient le corps même de leur travail consacré à l'étude des questions que soulève son application :

Analyse de l'Action de l'Insuline. — Traitement d'Attaque ou Cure d'Insuline. — Traitement de fond des Diabètes graves. — Traitement des États acidosiques du Diabète : Pré-coma et Coma diabétiques. — Diabète et Chirurgie. — Diabète et Grossesse. — Traitement du Diabète de l'Enfance. — Médicaments, Cures hydrominérales et Hygiène dans le Traitement du Diabète sucré. — De l'Insuline dans certaines complications des États diabétiques et en dehors du Diabète.

Marcel LABBÉ
Professeur de Clinique médicale à la Faculté de Paris.

H. STÉVENIN
Médecin de l'Hôtel-Dieu.

Le Métabolisme Basal

(1929). Un volume de 344 pages avec 31 figures.. . . . 40 fr.

A l'heure actuelle, la mesure du métabolisme basal est une méthode suffisamment précise et étudiée pour qu'elle puisse entrer dans la pratique des examens de laboratoire, mais elle doit répondre à certaines nécessités de précision, à certaines facilités d'application, qui lui ont longtemps manqué, mais qui ne lui font plus défaut bien qu'elle soit encore une opération délicate.

On trouvera dans cet ouvrage un exposé des applications de la mesure du métabolisme en pathologie et des techniques à employer.

André DOGNON
Professeur agrégé de Physique médicale à la Faculté de Médecine de Paris.

Précis de Physico-Chimie

Biologique et Médicale

Préface du Professeur A. STROHL.

(1929) Un volume de 310 pages avec 63 figures.
(*Collection de précis Médicaux.*) Broché: **30** fr. Cart. toile: **36** fr.

I. L'eau et les solutions. — II. La Pression osmotique. Phénomènes physiques. La Pression osmotique en biologie. La Diffusion. — III. L'Ionisation électrolytique. Propriété et équilibre des ions. Mesures des ions. Action physiologique des ions. — IV. Les Ions hydrogènes. Notions générales. Mesure du *p*H. La concentration des ions H en biologie. Phénomènes d'oxydo-réduction. — V. Les Phénomènes de Surface. Tension superficielle. L'absorption. — VI. La Viscosité. — VII. Les Solutions colloïdales. Caractères généraux et préparation. Stabilité des solutions colloïdales, floculation et protection. Les colloïdes protéiques. Les gels et le gonflement. — VIII. Propriétés générales des membranes.

P. HAUDUROY
Préparateur à la Faculté de Médecine de Paris.

Les Ultravirus et les formes filtrantes

Des Microbes

Maladies à Ultravirus - Leurs Caractères Cliniques, Anatomo-Pathologiques, Epidémiologiques. - L'immunité. Technique d'étude des Ultravirus. Les formes filtrantes des Bactéries

(1929) Un volume de 392 pages. . . . . **10** fr.

C'est le premier livre consacré à une série de questions de première importance qui constituent la bactériologie de l'avenir. Les médecins, les vétérinaires, les hommes de laboratoire, y trouveront toute une documentation et des techniques d'étude indispensables pour aborder les problèmes passionnants de la pathologie des infections dues aux ultravirus ou aux formes filtrantes des microbes.

P. LEBEAU
Professeur à la Faculté de Pharmacie de Paris.

G. COURTOIS
Préparateur à la Faculté de Pharmacie de Paris.

Traité de Pharmacie Chimique

(1929) Deux volumes grand in-8° formant ensemble 2224 pages . . . . **260 fr.**

Cet ouvrage comprend dans ses grandes lignes : une étude approfondie des produits chimiques définis, préconisés comme médicaments, et, pour chacun d'eux, des indications sur les matières premières servant à leur fabrication, des données sur leurs modes de préparation industrielle, une description détaillée de leurs propriétés et de leurs essais considérés au point de vue de leur utilisation en pharmacie, ainsi que l'exposé de leur action physiologique et de leur emploi en thérapeutique.

On y trouve mentionnés la plupart des médicaments nouveaux avec des indications concernant leur utilisation.

En dehors des produits fournis par la chimie minérale et la chimie organique proprement dite, un grand développement a été donné aux principes définis extraits du monde organisé, et les chapitres traitant des alcaloïdes et des glucosides sont particulièrement complets.

Pour chaque médicament les auteurs donnent l'inscription aux pharmacopées étrangères, les synonymes ainsi que les noms déposés par les firmes industrielles les plus importantes.

L. HUGOUNENQ et **G. FLORENCE**
Professeur à la Faculté de Médecine de Lyon.
Professeur agrégé à la Faculté de Médecine de Lyon.

Principes de Pharmacodynamie

CONSTITUTIONS CHIMIQUES PROPRIÉTÉS PHYSIOLOGIQUES

(1928). Un volume de 392 pages . . . . **40 fr.**

G. PORTMANN
Professeur
de Clinique Oto-Rhino-Laryngologique
de l'Université de Bordeaux.

Karl KISTLER
(de Zurich)
Ancien Assistant de la Clinique O. R.
de l'Université de Bordeaux.

Les Otites moyennes

(1929). Un volume de 212 pages avec 77 figures et 8 planches hors texte en couleurs. . . . . 70 fr.

Le but des auteurs de ce livre est de combler cette importante lacune de notre littérature otologique et de faire connaître aussi bien à l'aide des travaux de Bezold et de ses élèves que des nombreuses préparations histopathologiques recueillies par eux-mêmes ou mises à leur disposition, cette question si négligée jusqu'à ce jour en France.

Si les auteurs ont donné une place importante à l'anatomo-pathologie qui seule permet une classification strictement scientifique, leur ouvrage se présente également sous une forme pratique ; on y trouvera des développements substantiels sur l'étiologie, la symptomatologie, le diagnostic et la thérapeutique des différentes affections de l'oreille moyenne.

L. DUFOURMENTEL
Ancien Chef de Clinique de la Faculté de Médecine,
Professeur de Chirurgie maxillo-faciale à l'École dentaire de France.

Chirurgie de l'Articulation temporo-maxillaire

Préface du Professeur P. SÉBILEAU

(1929). Un volume de 222 pages avec 69 figures. . . . 40 fr.

On trouvera particulièrement dans cet ouvrage :

1° *Des chapitres concernant des troubles dont le siège articulaire n'avait pas été mis en lumière jusqu'ici, ou ne l'avait été que de façon épisodique. Tels sont :* les Déviations de la mâchoire *par lésions articulaires, les* Vices d'articulé, *le* Prognathisme.

2° *Des chapitres concernant des affections articulaires auxquelles le chirurgien ne s'était guère attaqué : arthrites sèches, craquements, subluxations et même les luxations totales sous leurs diverses formes.*

3° *Des chapitres concernant des affections nettement chirurgicales et déjà abondamment décrites mais dont les méthodes récentes, nées en particulier de la guerre, ont profondément modifié l'étude et le traitement ; telles les* fractures *et les* ankyloses *articulaires.*

P. NOBÉCOURT
Professeur à la Faculté de Médecine de Paris,
Médecin de l'hôpital des Enfants Malades.

CLINIQUE MÉDICALE DES ENFANTS

Vient de paraître :

VI. — La Tuberculose

(1929) Un volume de 480 pages avec 240 figures . . . . 55 fr.

Ces leçons ont été données au hasard de l'observation des maladies : par le choix qui a présidé à leur groupement elles ont entre elles un lien et donnent une vue d'ensemble sur la tuberculose des enfants : elles attirent l'attention sur plusieurs des problèmes qui s'imposent à l'esprit du médecin.

I. — Affections de l'Appareil respiratoire

(*2e Édition en préparation*).

II. — Affections de l'Appareil circulatoire

(1925). Un volume de 372 pages avec 122 figures . . . 40 fr.

III. — Troubles de la nutrition et de la croissance

(1926). Un volume de 404 pages avec 104 figures. . . . 45 fr.

IV. — Affections de l'Appareil urinaire

(1927). Un volume de 350 pages avec 56 figures. . . . 40 fr.

V. — Affections du Système nerveux

(1928). Un volume de 374 pages avec 70 figures. . . . 45 fr.

TRAITÉ DE PHYSIOLOGIE
NORMALE ET PATHOLOGIQUE

OUVRAGE COMPLET EN 11 VOLUMES

Publié sous la direction de G.-H. ROGER
Professeur de Physiologie à la Faculté de Médecine de Paris, Doyen de la Faculté.

Secrétaire Général: **Léon BINET**
Professeur agrégé de Physiologie à la Faculté de Médecine de Paris.

TOME I. ***Physiologie générale.***

TOME II. ***Alimentation et Digestion.***
(1929). Un volume avec figures. . . . . (*Sous presse*).

Aliments et ration alimentaire, par A. DESGREZ et H. BIERRY. — Les Vitamines, par E. WOLLMANN et M. VAGLIANO. — La Faim, par A. PI SUNER. — La Soif, par Léon BINET. — Estomac, par E. BARDIER. — Les Glandes salivaires, par Gustave BATTEZ. — L'intestin, par L. HALLION et R. GAYET. — L'absorption digestive, par Pierre COMBEMALE. — Microbes et actions microbiennes dans le tube digestif, par M. LISBONNE. — Les mouvements de l'Estomac et de l'Intestin, par Paul CARNOT et Roger GLÉNARD. — Mouvements de l'appareil digestif, par Léon BINET. — La sécrétion externe du Pancréas, par C. DELEZENNE.

TOME III. ***Physiologie du foie et de l'appareil urinaire.*** — (1928). Un vol. de 756 pages avec 81 fig., broché. **70 fr.**
Relié . . **85 fr.**

Physiologie du foie, par G.-H. ROGER. — Physiologie de la vésicule et des voies biliaires extra-hépatiques, par M. CHIRAY et PAVEL. — Les foies des invertébrés, par L. CUÉNOT. — L'excrétion, par L. CUÉNOT. — Physiologie des reins, par F. RATHERY. — Excrétion de l'urine. Prostate, par Ch. DUBOIS.

TOME IV. ***Les sécrétions internes.*** — (1928). Un volume de 586 pages avec 125 figures. Broché. . . . . **65 fr.**
Relié. . . . . **80 fr.**

Étude générale des sécrétions internes, par J.-E. ABELOUS. — Pancréas. Sécrétion interne, par E. HÉDON et L. HÉDON. — La rate, par J.-E. ABELOUS, R. ARGAUD, L.-C. SOULA. — Le Thymus, par J. PARISOT et G. RICHARD. — Glande pinéale, par M. LAIGNEL-LAVASTINE. — Glande thyroïde, par M. GARNIER et R. HUGUENIN. — Les glandes parathyroïdes, par M. GARNIER et R.-A. TURPIN. — Hypophyse et région infundibulo-tubérienne, par Gustave ROUSSY et J.-J. GOURNAY. — Les insuffisances surrénales, par A. TOURNADE.

TOME V. *Respiration* . . . . (*Sous presse*).

Nez, larynx, trachée, bronches, poumons, par L. Binet. — Échanges gazeux, quotient respiratoire, par Dautrebande. — Métabolisme basal, par Hermann, etc., etc.

TOME VI. *Circulation* . . . . (*Sous presse*).

Le Cœur, par Mathieu et Hermann. — Poisons du cœur, par Soula. — Pression sanguine dans les artères, par Ph. Fabre. — L'électrocardiogramme, par Henri Frédéricq. — Circulation artérielle et veineuse, par Henri de Waele. — Les capillaires, par Jean Demoor.

TOME VII. *Les Humeurs. Sang et Lymphe. Réactions d'immunité.* — Un volume de 520 pages avec 48 fig. dans le texte, broché. . . . . **50 fr.**
Relié. . . . . **65 fr.**

Sang, propriétés générales et morphologie (J. Jolly). — Hémoglobine et ses dérivés (René Fabre). Les Albuminoïdes respiratoires chez les invertébrés (L. Cuénot). — Plaquettes sanguines (Ph. Pagniez). — La Moelle osseuse (G.-H. Roger). — Coagulation du sang (M. Doyon). — Hémorragies (Henri Delaunay). — La Transfusion du sang (P.-Emile Weil). — Le Système lacunaire (Ch. Achard). — La Lymphe (Léon Binet et Justin-Besançon). — Ganglion lymphatique (Schulmann). — Immunité, antigènes, anticorps (J. Bordet). — Théories de l'anaphylaxie (A. Besredka).

TOME VIII. *Physiologie musculaire. Chaleur animale.* — (1929). Un vol. in-8. (*Paraîtra en Octobre 1929*).

Physiologie générale du tissu osseux et de l'ossification, par R. Leriche et A. Policard. — Production de l'Electricité par les êtres vivants. Production de la Lumière par les êtres vivants. Biophotogenèse, par A. Strohl. — La Lutte contre la chaleur. La Fièvre, par J. Gautrelet. — La Lutte contre le froid, par L. Binet. — Principes généraux de la mécanique et de la chaleur, par M. Weiss. — Travail et fatigue, par Chailley-Bert. — Chaleur animale, par Lefèvre. — Les Muscles, par L. Lapicque. — La Chronaxie, par Bourguignon.

TOMES IX et X. — *Physiologie nerveuse.*

TOME XI *et dernier.* — *Reproduction et Croissance.* — Un vol. de 516 pages avec 93 fig. dans le texte, broché. . **50 fr.**
Relié fers spéciaux . . **65 fr.**

Genèse des produits sexuels et fécondation (Ch. Champy). — L'Appareil génital mâle (H. Busquet). — L'Appareil génital femelle (Henri Vignes). — Caractères sexuels secondaires (A. Pezard). — La Gestation, l'Embryon et le Fœtus, le Placenta (H. Vignes). — La Femme enceinte (H. Vignes et E. Bach). — Physiologie du nouveau-né et du nourrisson (Léon Binet). — La Sécrétion lactée (Ch. Porcher). Etude histologique de la croissance (Ch. Champy). — Etude physiologique de la croissance (E. Lesné et Léon Binet). — Hérédité (E. Rabaud). — Tératologie (E. Rabaud).

NOUVEAU TRAITÉ DE MÉDECINE

PUBLIÉ SOUS LA DIRECTION DE MM. LES PROFESSEURS

G.-H. ROGER *F. WIDAL* *P.-J. TEISSIER*

Secrétaire de la Rédaction : *Marcel GARNIER*

23 FASCICULES grand in 8°, avec nombreuses figures dans le texte, en noir et en couleurs, et planches hors texte en couleurs, sous une élégante 1/2 reliure toile, dos plat.

CETTE encyclopédie est l'entreprise la plus considérable de l'édition médicale française depuis 1920.

L'ouvrage a rencontré dans le monde entier le succès le plus marqué et certains volumes en sont à leur troisième édition.

Cet accueil est dû à la judicieuse conception de l'œuvre scientifique et plus encore pratique, à la rigoureuse conscience et à la haute valeur des savants français et étrangers qui se sont groupés autour des directeurs et enfin à sa superbe présentation.

FASCICULE I. ***Maladies infectieuses.*** — ***2e édition*** (1926).

584 pages, 66 figures, 3 planches en couleurs. . . . . **60 fr.**

Notions générales sur les infections. — Les Septicémies. Les Streptococcies. Erysipèle. — Pneumococcie et Pneumonie. — Staphylococcie. — Infections à Tétragènes. Entérococcie. Infections à Cocco-bacille de Pfeiffer, à Diplobacille de Friedländer. — Psittacose. Infections à Proteus vulgaris. Infections putrides et gangreneuses. Méningococcie. Gonococcie.

FASCICULE II. ***Maladies infectieuses*** (*suite*). — ***2e édition.***

(1928). 912 pages, 98 figures, 10 planches en couleurs.. **85 fr.**

Scarlatine. — Rubéole ou Rubelle. Quatrième maladie, Cinquième maladie. Rougeole, Variole, Varicelle. — Vaccine. — Le Zona, les Herpès et les Fièvres herpétiques. — Fièvre aphteuse. — Suette miliaire. — Charbon. — Typhus exanthématique. — Coqueluche. — Oreillons. Diphtérie. — Tétanos. — Rhumatisme articulaire aigu. — Dengue, Fièvre de pappataci.

FASCICULE III. ***Maladies infectieuses*** (*suite*). — ***3e édition***

(1927). 608 pages, 62 figures, 4 planches en couleurs. . **70 fr.**

Fièvres typhoïde et paratyphoïdes. — La Dysenterie bacillaire. — Colibacillose. — L'Amibiase. — Choléra. — Botulisme et Fièvre de Malte ou Mélitococcie. — La Fièvre des tranchées. — La Grippe. — La Peste. — La Fièvre jaune.

FASCICULE IV. ***Maladies infectieuses et parasitaires.*** — *2e édition* (1925). 820 p., 134 fig. et 5 pl. en couleurs. **75 fr.**

Maladie de Heine-Médin. — Encéphalite léthargique. — La Rage. — La Tuberculose. — Septicémie tuberculeuse. — Les Pseudo-tuberculoses. — Morve. — Lèpre. — Verruga. — Actinomicose. Aspergillose. — Les Mycétomes. Les Oosporoses. Les Sporotrichoses. Les Blastomycoses. — Spirochétoses. — Syphilis ou Tréponémose.

FASCICULE V. ***Tome I. Maladies infectieuses et parasitaires*** (*fin*). — *2e édition* (1925). 452 pages, 196 figures, 3 planches en couleurs. . . . . **55 fr.**

Chancre simple. Granulome des organes génitaux. — Chancre et bubon poradéniques. — Goundou, Pian. — Fièvres récurrentes. — Sodoku. — Le Paludisme, La Fièvre bilieuse hémoglobinurique. — Kala-Azar. Bouton d'Orient. — Trichinose. — Filariose, Strongylose. Distomatose, Coccydiose, Sarcosporidiose. — Echinococcose, Cysticercose. — Trypanosomoses humaines, Bilharzioses. — Erythème polymorphe et Erythème noueux.

Tome II. Le Cancer. — *2e édition* (1929), par Gustave Roussy, avec la collabaration de MM. Roger Leroux et M. Wolf. 846 p., 284 fig. et 19 pl. dont 4 en couleurs **100 fr.**

FASCICULE VI. ***Intoxications.*** — *2e édition* (1925). 520 pages, 27 figures, 4 planches en couleurs . . . . **65 fr.**

Les intoxications. — Saturnisme, Intoxications par le cuivre, le zinc, l'étain. — Phosphorisme. Arsenicisme. Hydrargyrisme, Intoxication par l'oxyde de carbone, le gaz d'éclairage, l'hydrogène sulfuré, le sulfure de carbone, les hydrocarbures. — Intoxication par l'acide picrique. — Intoxication par les gaz de guerre. — L'Alcoolisme. — Caféisme. — Théisme. — Intoxication par le kawa. — Intoxications par l'opium, l'éther, la cocaïne. — Tabagisme. — Intoxications diverses. — Intoxication d'origine alimentaire. — Intoxication par les champignons.

FASCICULE VII. ***Avitaminoses. Maladies par agents physiques. Troubles de la nutrition.*** — *2e édition* (1924). 586 pages 38 figures . . . . **65 fr.**

Vitamines et Avitaminoses. — Scorbut. — Scorbut infantile. — La Pellagre. — Béribéri. — L'Intoxication par les venins et la sérothérapie antivenimeuse. — Troubles et maladies déterminés par l'Anaphylaxie. — Maladie Sérique. — Maladies par agents physiques. — Troubles et maladies de la nutrition.

FASCICULE VIII. ***Affections des glandes endocrines. Troubles du développement.*** — *2e édition* (1926). 462 pages, 107 figures, 1 planche en couleurs . . . . **55 fr.**

Troubles du développement général. — Pathologie de l'hypophyse. — Acromégalie. — Pathologie de la glande pinéale. — Pathologie de la glande thyroïde. — Myxœdème. Goitre exophtalmique. — Pathologie des parathyroïdes. — Pathologie du thymus. — Pathologie des capsules surrénales. — Troubles des glandes génitales. — Syndromes pluriglandulaires.

FASCICULE IX. ***Affections du Sang et des Organes hématopoïétiques.*** — (1927). 1 volume de 802 pages avec 184 figures et 8 planches en couleurs. . . . . **80 fr.**

Pathologie du globule rouge, Chloroanémies, Anémies graves, Polyglobulies. — Pathologie du globule blanc. Leucocytoses, Leucémies, Affections hémorragipares, Hémophilie. — Purpura. — Pathologie des organes hématopoïétiques. — Pathologie de la moelle osseuse, des ganglions. — Pathologie de la rate.

FASCICULE X. ***Pathologie de l'Appareil circulatoire*** (*En préparation*).

FASCICULE XI. ***Pathologie de l'appareil respiratoire*** (Nez, Larynx, Trachée, Bronches, Poumons). — ***2e édition*** (1926). 658 pages, 90 figures, 5 planches. . . . . **70 fr.**

Sémiologie de l'appareil respiratoire. — Pathologie du nez et du larynx. — Affections de la trachée et des bronches. — Asthme. — Bronchopneumonies. — Congestions pulmonaires. Pneumonoconioses. — Syphilis pulmonaire et autres affections du poumon. — Cancer pleuropulmonaire. — Kystes hydatiques du poumon.

FASCICULE XII. ***Pathologie de l'appareil respiratoire*** (*suite*). — ***2e édition.*** (1926). 644 pages, 56 fig., 10 pl. **70 fr.**

Tuberculose et pseudo-tuberculoses pulmonaires. — Pathologie de la Plèvre. — Pathologie du Médiastin et adénopathies trachéobronchiques.

FASCICULE XIII. ***Pathologie de l'Appareil digestif*** (Bouche, Pharynx, Œsophage, Estomac). — ***2e édition*** (1926). 858 pages, 138 figures, 4 planches en couleurs. . . . . **85 fr.**

Pathologie de la Bouche. — Pathologie du Pharynx. — Affections communes à la bouche et au pharynx. — Pathologie de l'Œsophage. — Pathologie de l'Estomac.

FASCICULE XIV. ***Pathologie de l'Appareil digestif*** (Intestin). — (1924). 58c pages, 168 figures, 7 planches en couleurs . . . . **65 fr.**

Pathologie de l'intestin. — Les Affections gastro-intestinales des Nourrissons. — Vers intestinaux. — Ankylostomiase. — Sémiologie des fèces. — Pathologie du rectum et du côlon terminal.

FASCICULE XV. ***Pathologie des glandes salivaires du pancréas et du péritoine.*** — ***2e édition*** (1926). 564 pages, 133 figures, 2 planches en couleurs . . . . **65 fr.**

Pathologie des glandes salivaires, — du Pancréas. — Affections aiguës du Péritoine. — Affections chroniques du péritoine. — Kystes hydatiques du péritoine.

FASCICULE XVI ***Pathologie du Foie.*** (1928). 1048 pages, 163 fig., 20 planches dont 11 en coul. **125 fr.**

— Sémiologie physique du foie. — Sémiologie fonctionnelle. —

Syndromes d'insuffisance et de suractivité fonctionnelles du foie. — Le Syndrome d'hypertension portale. — Les Ictères. — Spirochétose ictéro-hémorragique. — Congestions du foie. — Les cirrhoses du foie. Les dégénérescences du foie. — Néoplasmes du foie. — Les hépatites infectieuses aiguës. — Tuberculose du foie. — Syphilis hépatique. — Foie et Paludisme. — Les abcès du foie. — Echinoccocose hépatique. — Les hépatites toxiques pyléphlébites. — Affections des voies biliaires. — Lithiase biliaire. — Cancer des voies biliaires.

FASCICULE XVII. ***Pathologie des Reins.***

(*Paraîtra en novembre 1929*).

FASCICULE XVIII. ***Pathologie du système nerveux*** (*Sémiologie Générale*). — (1928). 846 pages, 256 figures en noir et couleurs, 2 planches en noir et couleurs . . . . **85 fr.**

Coma et apoplexie. — Céphalée. — Vertiges. — Troubles du sommeil; Troubles psychiques. — Aphasies. — Troubles de l'élocution. — Troubles de la Motilité. — Troubles de la Tonicité. — Troubles des réactions électriques. — Troubles de la réflectivité. — Troubles de la sensibilité. — Troubles sensoriels. — Liquide céphalo-rachidien.

FASCICULE XIX. ***Pathologie du système nerveux (cerveau et cervelet).*** — (1925). 1016 pages, 261 figures, 40 planches en noir et 6 planches en couleurs . . . . **105 fr.**

Syndrome pyramidal (Hémiplégie). — Hémianesthésie cérébrale. — Hémianopsie. — Epilepsie Jacksonienne. — Topographie cranio-encéphalitique, Syndromes corticaux. — Syndromes sous-corticaux. — Traumatismes du cerveau. — Infections. — Troubles circulatoires. — Tumeurs cérébrales. — Syphilis cérébrale. — Paralysie générale. — Encéphalopathies infantiles. — Pathologie du Cervelet. — Les Syndromes labyrinthiques.

FASCICULE XX. ***Pathologie du système nerveux*** (Bulbe, nerfs craniens, méninges, moelle).

(*Paraîtra en décembre 1929*).

FASCICULE XXI. ***Pathologie du système nerveux*** (Nerfs, sympathique, névroses). — (1927). 900 pages, 415 figures, 1 planche double. . . . . **85 fr.**

Affections traumatiques des nerfs. Séméiologie des nerfs périphériques et des plexus, Syndromes radiculaires et radiculites, Névralgies, Blessures des nerfs. — Les syndromes neuro-végétatifs. — Troubles vaso-moteurs. — Troubles trophiques. — Troubles thermiques d'origine nerveuse. — Migraine. — Névroses, Dyskinésies. — Maladies familiales du système nerveux.

FASCICULE XXII (et dernier). ***Pathologie des Muscles, Os et Articulations.*** — (1924). 560 pages, 209 figures, 2 planches en couleurs . . . . **65 fr.**

Affections des muscles. — Maladies des os. — Dystrophies osseuses. — Rachitisme. — Ostéomalacie. — Achondroplasie. — Pseudo-rhumatismes infectieux et toxiques. — Rhumatismes chroniques.

Précis de
Technique Opératoire

PAR LES PROSECTEURS DE LA FACULTÉ DE MÉDECINE DE PARIS

Nouvelle série: 7 volumes avec de nombreuses figures.

CETTE collection est devenue, en France et dans tous les pays où elle a été traduite, un instrument classique de travail, et il n'y a guère d'étudiants ou de praticiens qui ne la possèdent.

Dans cette nouvelle série, les auteurs, s'adjoignant en la personne des jeunes prosecteurs leurs élèves et continuateurs, ont revu et au besoin récrit avec eux les différents volumes de la série. Des anciennes éditions n'ont été conservés que les chapitres de chirurgie restés classiques. Les techniques ont été remaniées et adaptées aux idées actuellement courantes. Les procédés anciens ont été supprimés et remplacés par les procédés modernes acceptés par la majorité des chirurgiens. De nouveaux chapitres ont été ajoutés.

L'illustration enfin a été presque entièrement refaite.

Appareil génital de la femme, par R. PROUST et le Dr CHARRIER. **6e *Édition*** (1927). Broché. **18** fr. Cartonné. **25** fr.

Membre inférieur, par GEORGES LABEY et le Dr J. LEVEUF. **5e *Édition*** (1923). Broché. . **18** fr. Cartonné. . . **25** fr.

Tête et cou, par CH. LENORMANT et P. BROCQ, 247 *figures*. **8e *Édition*** (1928). Broché. . **18** fr. Cartonné. . . **25** fr.

Appareil urinaire et appareil génital de l'homme, par Pierre DUVAL et le Dr GATELLIER. **7e *Édition*** (1929).
Broché. . **18** fr. Cartonné. . . **25** fr.

Pratique courante et Chirurgie d'urgence, par V. VEAU et le Dr D'ALLAINES. **8e *Éd.*** (1928). Br.. **18** fr. Cart. **25** fr.

Thorax et membre supérieur, par A. SCHWARTZ et le Dr METIVET. **5e *Édition*** (1925). Broché. **18** fr. Cart. **25** fr.

Abdomen, par M. GUIBÉ et J. QUÉNU. **6e *Édition*** (1926).
Broché. . **22** fr. Cartonné. . . **30** fr.

COLLECTION DE PRÉCIS MÉDICAUX

Précis de Pathologie Chirurgicale

BEGOUIN ET F. PAPIN — HENRI BOURGEOIS
PIERRE DUVAL ET J. GATELLIER
GOSSET ET D. PETIT-DUTAILLIS — JEANBRAU — LECÈNE
LENORMANT — PROUST ET R. SOUPAULT
TIXIER ET M. PATEL

5e Édition. Entièrement refondue (1928), 6 volumes formant 5480 pages avec 1918 figures. Prix des six volumes :
Brochés . . . . . . **270** fr. | Cartonnés toile. . . **330** fr.
Chaque volume. Broché. . **45** fr. Cartonné toile. . **55** fr.

OUVRAGE entièrement refondu, et même, pour une part importante, ouvrage *nouveau*.

L'étendue nouvelle du *Précis* est de plus de 5.000 pages contre 4.000 à l'édition précédente.

Tous les auteurs de la première heure ont travaillé, et travaillé de leur personne, à mettre sur pied cette cinquième édition; ils se sont, en outre, adjoint cinq collaborateurs nouveaux pris parmi ceux de leurs élèves que leurs travaux recommandaient à ce choix.

TOME I. — ***Pathologie Chirurgicale générale, Maladies générales des Tissus,*** par P. LECÈNE, L. TIXIER, M. PATEL — 962 pages, 360 figures.

TOME II. — ***Tête et rachis. Bassin,*** par H. BOURGEOIS, CH. LENORMANT, R. PROUST et R. SOUPAULT. — 970 pages, 342 figures.

TOME III. — ***Cou, Thorax, Glandes mammaires,*** par H. BOURGEOIS, P. LECÈNE, CH. LENORMANT. — 680 pages, 161 figures.

TOME IV. — ***Abdomen,*** par A. GOSSET et D. PETIT-DUTAILLIS, PIERRE DUVAL, et J. GATELLIER. — 918 pages, 355 figures.

TOME V. — ***Appareil génital de l'homme. Pathologie urinaire. Gynécologie,*** par E. JEANBRAU, P. BÉGOUIN et F. PAPIN. 1028 pages, 302 figures.

TOME VI. — ***Fractures et Luxations. Affections acquises et congénitales des membres,*** par E. JEANBRAU, L. TIXIER et M. PATEL ; R. PROUST et R. SOUPAULT. — 922 pages, 397 figures.

COLLECTION DE PRÉCIS MÉDICAUX

Précis de Pathologie Médicale

PAR

F. BEZANÇON, MARCEL LABBÉ, LÉON BERNARD, J.-A. SICARD, A. CLERC, P.-ÉMILE WEIL, PHILIBERT, S.-I. DE JONG, A. SEZARY, CH. FOY, PASTEUR VALLERY-RADOT, G. VITRY, MARCEL BLOCH, J. PARAF et THIERS.

Ouvrage complet en 7 volumes.

TOME I. **Maladies infectieuses,** par FERNAND BEZANÇON et PHILIBERT. 540 pages, 75 figures : broché . . . . . . **35** fr.
Cartonné . . . . . **42** fr.

TOME II. **Maladies infectieuses** (2e Partie), par FERNAND BEZANÇON et PHILIBERT. — **Intoxications,** par LÉON BERNARD et JEAN PARAF. 646 pages, 91 figures : broché. . **35** fr.
Cartonné. **42** fr.

TOME III. *2e Édition.* **Maladies de l'appareil respiratoire,** par FERNAND BEZANÇON, et S.-I. DE JONG. (*Sous presse*).

TOME IV. **Maladies du cœur et des vaisseaux,** par A. CLERC. (*Sous presse*).

TOME V. (*2e Édition*). **Maladies du sang et des organes hématopoïétiques,** par P.-ÉMILE WEILL et MARCEL BLOCH. **Maladies des reins,** par PASTEUR VALLERY-RADOT. 636 pages, 74 figures : broché. . . . . **35** fr.
Cartonné . . . . **42** fr.

TOME VI. *2e Édition.* **Maladies de l'appareil digestif et de la nutrition,** par MARCEL LABBÉ et G. VITRY. 830 pages, 403 figures : broché . . . . **40** fr.
Cartonné. . . . . **48** fr.

TOME VII. **Maladies du système nerveux,** par ALAJOUANINE et THIERS. — **Glandes endocrines,** par A. SÉZARY. (*En préparation*).

COLLECTION DE PRÉCIS MÉDICAUX

H. ROUVIÈRE

Précis d'Anatomie et Dissection

Tome I. — **4e Édition.** Tête, cou, membre supérieur (1925).

Tome II. — **4e Édition.** Thorax, abdomen, bassin, membre inférieur (1925).

Chaque volume : broché . . . . **32 fr.**
Cartonné. . . . . **42 fr.**

POIRIER *BAUMGARTNER*

Précis de Dissection

4e Édition (1919). 360 pages, 241 figures :
Broché. . . . . **15 fr.**
Cartonné. . . . . **22 fr.**

Aug. BROCA

Précis de Médecine opératoire

2e Édition (1920). 296 pages, 510 figures : broché . . . **25 fr.**
Cartonné . . **32 fr**

G.-H. ROGER

Introduction à l'Étude de la médecine

8e Édition (1926). 812 pages. broché. . . . . **38 fr.**
Cartonné. . . . . **45 fr.**

G. WEISS

Précis de Physique biologique

5e Édition (1923). 576 pages, 584 figures : broché . . . **28 fr.**
Cartonné . . **35 fr.**

A. RICHAUD

Précis de Thérapeutique et Pharmacologie

6e Édition (1924). 1042 pages, 14 figures : broché. . . **50** fr.
Cartonné. . **60** fr.

M. ARTHUS

Précis de Physiologie

7e Édition (1927). 1152 pages, 287 figures : broché . . **60** fr.
Cartonné. . **70** fr.

M. ARTHUS

Précis de Chimie physiologique

10e Édition (1924). 452 pages, 115 figures, 5 planches :
Broché. . . . . **35** fr.
Cartonné. . . . . **44** fr.

M. ARTHUS

Précis de Physiologie microbienne

(1921). 408 pages : broché. . . . . **25** fr.
Cartonné. . . . . **32** fr.

L. BARD

Précis d'Examen de laboratoire

4e Édition (1921). 830 pages, 162 figures : broché. . . . **40** fr.
Cartonné. . . **48** fr.

A. DOGNON

Précis de Physico-Chimie biologique et médicale

(1929). 310 pages, 63 figures : broché. . . . . **30** fr.
Cartonné. . . . . **36** fr.

COLLECTION DE PRÉCIS MÉDICAUX

M. LANGERON

Précis de Microscopie

4e Édition (1925). 1034 pages, 315 figures : broché . . **50 fr.**
Cartonné . **58 fr.**

Ch. JOYEUX

Précis de Médecine coloniale

(1927). 832 pages, 138 figures : broché. . . . . **55 fr.**
Cartonné. . . . . **65 fr.**

E. BRUMPT

Précis de Parasitologie

4e Édition (1927). 1452 pages, 795 fig., 5 pl. : broché. **90 fr.**
Cartonné. **100 fr.**

J. DARIER

Précis de Dermatologie

4e Édition (1928). 1102 pages, 120 figures : broché. . **85 fr.**
Cartonné. **100 fr.**

J. COURMONT Ch. LESIEUR A. ROCHAIX

Précis d'Hygiène par Paul Courmont et A. Rochaix.

3e Édition (1925). 902 pages, 320 figures : broché. . . **50 fr.**
Cartonné. . **58 fr.**

Ét. MARTIN

Précis de Déontologie et de Médecine professionnelle

2e Édition (1923). 344 pages : broché. . . . . **18 fr.**
Cartonné. . . . . **24 fr.**

COLLECTION DE PRÉCIS MÉDICAUX

L. OMBRÉDANNE

Précis clinique et Opératoire de Chirurgie infantile

2e Édition (1926). 1140 pages, 584 figures : broché. . 65 fr.
Cartonné. 75 fr.

P. NOBÉCOURT

Précis de Médecine des Enfants

5e Édition (1926). 1022 pages, 229 figures, broché. . . 58 fr.
Cartonné. . 70 fr.

OUVRAGES DIDACTIQUES

H. ROUVIÈRE

Professeur à la Faculté de Médecine de Paris.

Anatomie humaine descriptive et topographique

Traité complet en deux volumes ne se vendant pas séparément et comprenant 1.668 pages, 988 figures en noir et en couleurs.

2e Édition (1927) *Prix des 2 volumes*	Brochés.	250 fr.
	Cartonnés tête rouge . .	300 fr.

Un cartonnage spécial en 3 volumes, au prix de 330 francs, permet l'expédition dans les pays où les envois sont limités à 3 kilos.

P. RUDAUX

Accoucheur, professeur en Chef à la Maternité de Paris.

Précis Élémentaire d'anatomie, de physiologie et de pathologie

6e Édition (1928). 846 pages, 580 figures. . . . . 38 fr.

OUVRAGES DIDACTIQUES

H. BULLIARD
Chef des Travaux à la Faculté de Médecine.

C. CHAMPY
Professeur à la Faculté de Médecine de Paris.

Abrégé d'Histologie

4e Édition (1929). 364 pages, 221 figures, 6 planches en couleurs . . . . **28** fr.

C. CHAMPY
Professeur à la Faculté de Médecine de Paris.

Manuel d'Embryologie

2e Édition (1926). 304 pages, 211 figures, 6 planches en couleurs . . . . **28** fr.

A. CALMETTE
Sous-directeur de l'Institut Pasteur.

L. NÈGRE **A. BOQUET**
Chefs de laboratoire de l'Institut Pasteur.

Manuel technique de Microbiologie et sérologie

2e Édition (1926). 640 pages, 27 figures, 3 planches en couleurs, broché. . . . . **42** fr. Relié toile. . . . **48** fr.

André PHILIBERT
Professeur agrégé de Bactériologie.
Chef des travaux pratiques de Bactériologie à la Faculté de Médecine de Paris.

Manuel de Bactériologie Médicale

(1928). Un volume de 552 pages avec 21 planches hors texte en couleurs (120 figures), broché. . . . . **45** fr.
Cartonné . . . . **55** fr.

OUVRAGES DIDACTIQUES

Robert SOUPAULT
Chirurgien des Hôpitaux de Paris, ancien Prosecteur à la Faculté.

Techniques de Médecine opératoire

(1929). 190 pages, 195 figures. . . . . 30 fr.

E. BRUMPT
Professeur de Parasitologie
à la Faculté de Médecine de Paris.

M. NEVEU-LEMAIRE
Prof. Agrégé, Chef des Travaux
de Parasitologie à la Faculté de Paris.

Travaux pratiques de Parasitologie

(1928). 302 pages, 202 figures. . . . . 30 fr.

V. WALLICH
Professeur agrégé à la Faculté
de Médecine de Paris.

Ed. LÉVY-SOLAL
Professeur agrégé à la Faculté
de Médecine de Paris.

Éléments d'Obstétrique

5e Édition (1926). 710 pages, 179 figures. . . . . . . 40 fr.

H. VILLARD
Professeur agrégé d'Ophtalmologie à la Faculté de Médecine de Montpellier.

Manuel élémentaire d'Ophtalmologie

(1926). 434 pages, 177 figures. . . . . 35 fr.

H. MAY M.-D.
Ancien Chef de Clinique et Moniteur d'Ophtalmologie
à l'Université de Columbia (New York).

Manuel des Maladies de l'Œil

5e Édition (1929). 246 p., 374 fig. en noir et en couleurs. 55 fr.

COLLECTION
" MÉDECINE ET CHIRURGIE PRATIQUES "

J. FIOLLE
Professeur à l'École de Médecine de Marseille.

Le Curettage utérin
Indications, Technique, Résultats, Accidents

3e *Édition* (1929). 132 pages, 3 figures . . . . 14 fr.

P. MOURE
Chirurgien des Hôpitaux de Paris.

Chirurgie vasculaire conservatrice

(1923). 144 pages, 110 figures . . . . 12 fr.

P. GUIBAL (de Béziers)
Ex-interne des Hôpitaux de Paris.

Traitement chirurgical de la Dilatation Bronchique

2e *Édition* (1929). 174 pages, 31 figures . . . . 12 fr

Robert DUPONT
Ancien interne des Hôpitaux de Paris,
Ex-chef de clinique à la Faculté.

Roger LEROUX
Chef des travaux d'anatomie pathologique à la Faculté de Paris.

Jean DALSACE
Chef de Laboratoire à l'hôpital Saint-Antoine.

Technique des prélèvements et des biopsies dans la pratique clinique

(1926). 144 pages, 50 figures . . . . 16 fr.

J. A. SICARD
Professeur à la Faculté de Paris.

L. GAUGIER
Licencié ès Sciences.

Traitement des Varices Par la Méthode Sclérosante

2e *Édition* (1929). 102 pages, 8 planches. . . . . . 15 fr.

"MÉDECINE ET CHIRURGIE PRATIQUES"

L. NÈGRE A. BOQUET
Chefs de laboratoire à l'Institut Pasteur.

Antigénothérapie de la Tuberculose par les extraits méthyliques de bacilles de Koch

(1927). 158 pages . . . . 16 fr.

Michel-Léon KINDBERG
Médecin des Hôpitaux de Paris.

La Collapsothérapie de la Tuberculose Pulmonaire

(1927). 160 pages, 12 figures. . . . . 15 fr.

Michel-Léon KINDBERG
Médecin des Hôpitaux de Paris.

Les Abcès du Poumon

(1928). 138 pages, 21 figures. . . . . 14 fr.

CHIRAY et J. LEBON

Les Insuffisances Pancréatiques

(1926). 210 pages . . . . 20 fr.

Fidel FERNANDEZ-MARTINEZ

Traitement de l'Ulcus gastroduodénal

(1927). 138 pages . . . . 12 fr.

René CRUCHET A. RAGOT J. CAUSSIMON

La Transfusion du sang de l'animal à l'homme

(1927). 106 pages, 13 figures. . . . . 12 fr.

COLLECTION DU MÉDECIN PRATICIEN

L'OBJET de cette collection : Dire au médecin traitant tout ce qu'il doit savoir d'une spécialité, lui indiquer les méthodes les meilleures de diagnostic et de traitement — les lui décrire avec des détails assez minutieux pour lui permettre de les appliquer sans mécompte et le conduire ainsi jusqu'au seuil qu'il ne peut dépasser par ses propres moyens ; — lui permettre d'autre part de guider le spécialiste dont il recherchera le concours et auquel il doit apporter un diagnostic précis lui apprendre enfin à utiliser pour le traitement les renseignements que la consultation, le laboratoire ou l'opération lui auront fournis.

G. LAURENS

Oto-Rhino-Laryngologie du médecin praticien

5e Édition (1926). 508 pages, 596 figures . . . . **40 fr.**

Alb. TERSON

Ophtalmologie du médecin praticien

2e Édition (1920). 550 p., 356 fig., 1 planche en couleurs. **38 fr.**

Pierre RÉAL

Stomatologie du médecin praticien

3e Édition (1926). 302 pages, 169 figures, 4 planches.. . **33 fr.**

GUY-LAROCHE

Examens de Laboratoire du médecin praticien

2e Édition (1921). 412 pages, 117 figures, 1 planche en coul. **32 fr.**

COLLECTION DU MÉDECIN PRATICIEN

Gaston LYON

Consultations pour les Maladies des Voies Digestives

(1920). 360 pages. . . . . 20 fr.

FLORAND et GIRAULT

Diagnostic et traitement des affections du tube digestif

(1922). 410 pages, 62 figures. . . . . 28 fr.

R. LEDOUX-LEBARD

La radiologie du médecin praticien
Radio-diagnostic des maladies de l'appareil digestif

(1926). 288 pages, 101 figures, 12 planches. . . . . 40 fr.

Dr ÉTIENNE

Professeur agrégé à la Faculté de Médecine de Montpellier.

Traitement des Fractures par le praticien

(1927.) Un volume de 194 pages avec 145 figures . . . . 16 fr.

Paul SOLLIER *Paul COURBON*

Pratique sémiologique des Maladies mentales
Guide de l'Étudiant et du Praticien

(1924). 458 pages, 87 figures . . . . 30 fr.

A. MARTINET

Diagnostic clinique

Examens et Symptômes

avec la collaboration des Docteurs :
DESFOSSES, G. LAURENS, Léon MEUNIER,
LUTIER, SAINT-CÈNE, TERSON

5e Édition. 1042 pages, 892 figures : broché. . . . . . **95 fr.**
Relié toile. . . . **110 fr.**

Thérapeutique clinique

avec la collaboration des Docteurs :
DESFOSSES, G. LAURENS, Léon MEUNIER, LOMON,
LUTIER, MARTINGAY, MOUGEOT, POIX,
SAINT-CÈNE, SÉGARD et TERSON

3e Édition (1926). 1510 pages, 351 figures : broché. . **130 fr.**
Relié toile en 1 volume. . . . . **150 fr.**
Relié toile en 2 volumes. . . . . **165 fr.**

Gaston LYON
Ancien Chef de Clinique médicale à la Faculté de Médecine de Paris.

Traité élémentaire
de Clinique thérapeutique

11e Édition (1925). 1408 pages : broché. . . . . . . **90 fr.**
Relié toile . . . . . **110 fr.**

G. LYON
Ancien Chef de Clinique
à la Faculté de Médecine.

P. LOISEAU
Ancien préparateur
à l'École supérieure de Pharmacie.

Formulaire thérapeutique

avec la collaboration de MM. L. DELHERM et P.-E. LÉVY

14e Édition (1927). Petit in-8e de 956 pages sur véritable papier indien, dans un format de poche. . . . . **50 fr.**

A. CALMETTE
Sous-Directeur de l'Institut Pasteur.

L'Infection bacillaire et la Tuberculose

chez l'homme et chez les animaux

Processus d'infection et de défense.
Étude biologique et expérimentale. - Vaccination préventive

avec la collaboration de A. BOQUET et L. NÈGRE
Chefs de laboratoire à l'Institut Pasteur de Paris.

3e Edition (1928). 884 pages, 30 figures, 34 planches, dont 25 en couleurs. . . . . **125 fr.**

Les Ordonnances du médecin praticien

250 RÉPERTOIRES DE THÉRAPEUTIQUE CLINIQUE

PAR MM.

ABBATUCCI — BELLOT — BOZO — BROCQ — COMBY — DEGRAIS
DESFOSSES — FELDSTEIN — GLÉNARD — D'HÉRELLE — JAYLE
JOURNÉ — JUSTER — LAURENS — LERMOYEZ — LEVEN
LORIN — LUTIER — MARTINET — LÉON MEUNIER — P. MICHON
NOBÉCOURT — PAUTRIER — POIX — RAVAUT — RIVET
SPRINGER — F. TERRIEN — TERSON — ANDRÉ THOMAS
VAN DER ELST — VIGNES

(1928). 516 pages. . . . . **45 fr.**

Georges SCHREIBER
Ancien interne des Hôpitaux de Paris,
Ancien chef de clinique adjoint à l'Hôpital des Enfants Malades.

La Médecine préventive usuelle

(1928). 390 pages.. **30 fr.**

E. GÉRAUDEL

Chef de laboratoire à la Faculté de Paris.

Le Mécanisme du cœur
et ses anomalies

Étude Anatomique et Électrocardiographique

(1928). 286 pages, 200 figures. . . . . 55 fr.

R. LUTEMBACHER

Étude Élémentaire
des Arythmies

Lecture des Électrogrammes
Phono - et Cinématographie

(1928). 120 pages, 78 figures. . . . . 30 fr.

HISTOPATHOLOGIE VIVANTE

Structure des muscles striés

Étude Cinématographique des contractions normales et atypiques des muscles et du myocarde.

(1928). 156 pages, 103 figures. . . . . 45 fr.

P. OUDARD A. HESNARD H. COUREAUD

Professeurs à l'École d'Application du Service de Santé de la Marine.

Le diagnostic dans les affections de la colonne vertébrale
(chez l'adulte)

(1928). 256 pages. 75 figures. . . . . 36 fr.

Georges GUILLAIN
Professeur à la Faculté de Paris.

Ivan BERTRAND
Chef du laboratoire à la Faculté de Paris.

Anatomie topographique du système nerveux central

(1926). 322 pages 60 planches originales. Broché. . 80 fr.
Relié toile . . . . 95 fr.

Dr Constantin V. ÉCONOMO
Professeur de Psychiatrie et de Neurologie à l'Université de Vienne.

L'Architecture cellulaire normale

de l'Écorce cérébrale

ÉDITION FRANÇAISE, par le Dr LUDO VAN BOGAERT
Agrégé à l'Université libre de Bruxelles.

(1928). 184 pages, 61 figures. . . . . 80 fr.

J. DÉJERINE
Professeur à la Faculté de Médecine de Paris.

Sémiologie des affections du système nerveux

(1926). 2e tirage conforme à l'édition de 1914. 1220 pages, 564 figures en noir et en couleurs, 3 planches hors texte, relié toile . . . . 190 fr.

A. C. GUILLAUME

Vagotonies, Sympathicotonies Neurotonies

2e Édition (1927). 562 pages. . . . . 40 fr.

Ch. ACHARD
Professeur de Clinique médicale à la Faculté de Médecine de Paris.

Clinique médicale
de l'Hôpital Beaujon

3e *Série* (1928). 326 pages, 34 figures . . . . 32 fr.

Marcel LABBÉ
Professeur à la Faculté de Médecine de Paris.

P.-L. VIOLLE
Chef de Laboratoire à la Faculté de Médecine de Paris.

Métabolisme de l'eau
ŒDÈMES — DIURÈSE — THÉRAPEUTIQUES HYDRIQUES

(1927). 256 pages. . . . . 28 fr.

A. BESREDKA
Professeur à l'Institut Pasteur.

Études sur l'immunité
dans les maladies infectieuses

(1928). 414 pages. . . . . 30 fr.

A.-C. GUILLAUME

Les Radiations lumineuses
en physiologie et thérapeutique
DE L'INFRA-ROUGE A L'INFRA-VIOLET

(1927). 516 pages, 17 figures. . . . . 40 fr.

Paul RAVAUT
Médecin de l'Hôpital Saint-Louis.

Syphilis — Paludisme
Amibiase
NOTES DE THÉRAPEUTIQUE PRATIQUE

3e *Édition* (1927). 284 pages . . . . 22 fr.

Ch. ACHARD

Professeur à la Faculté de Médecine de Paris.

Troubles des échanges nutritifs

PHYSIOLOGIE — PATHOLOGIE — THÉRAPEUTIQUE

(1926). Deux volumes, ensemble 1220 pages, 167 figures. **140** fr.

Félix RAMOND

Médecin de l'Hôpital Saint-Antoine.

Les Maladies de l'estomac et du duodénum

(19 7). 414 pages, 17 figures . . . . **40** fr.

M. CHIRAY

Professeur agrégé à la Faculté de Médecine de Paris, Médecin des Hôpitaux.

I. PAVEL

Assistant Universitaire à la Faculté de Médecine de Bucarest.

La Vésicule biliaire

Anatomie, Physiologie, Sémiologie, Pathologie Thérapeutique.

AVEC UN EXPOSÉ DE RADIOLOGIE VÉSICULAIRE

par A. LOMON, Électro-radiologiste des Hôpitaux de Paris.

(1927). 568 pages, 158 figures et 4 planches en couleurs. **70** fr.

J.-A. SICARD

Professeur à la Faculté de Médecine de Paris, médecin de l'Hôpital Necker.

J. FORESTIER

(d'Aix-les-Bains) Ancien Interne des Hôpitaux de Paris.

Diagnostic et Thérapeutique par le Lipiodol

CLINIQUE ET RADIOLOGIE

(1928). 372 pages, 49 figures . . . . **50** fr.

DUVERGER
Professeur à la Faculté de Médecine de Strasbourg.

VELTER
Professeur agrégé à la Faculté de Paris, Ophtalmologiste des Hôpitaux.

Thérapeutique Chirurgicale Ophtalmologique

(1926). 464 pages, 47 figures et 40 planches hors texte en noir et en couleurs, broché . . . . **130 fr.**
Relié toile . . . . **145 fr.**

F. TERRIEN
Professeur de Clinique ophtalmologique à la Faculté de Médecine de Paris, Ophtalmologiste de l'Hôtel-Dieu.

Chirurgie de l'Œil et de ses annexes

3e Édition (1927). 646 pages, 565 fig. . . . . **100 fr.**

F. TERRIEN

SÉMIOLOGIE OCULAIRE

Anatomie — Physiologie — Pathologie

I. — La Calotte cornéo-sclérale

(1923). 260 pages, 144 figures. . . . . **40 fr.**

II. — Le Diaphragme irido-ciliaire

(1924). 240 pages, 126 figures. . . . . **40 fr.**

III. — Le Cristallin

(1926). 246 pages, 158 figures. . . . . **40 fr.**

IV. — Statique et dynamiques oculaires

(1928). 222 pages, 100 figures. . . . . **40 fr.**

C. SOBRÉ-CASAS
Chef du Service de Gynécologie
de l'Hôpital Torcuato de Alvear
Buenos Aires.

Felipe F. CARRANZA
Chef du Service de Gynécologie
de l'Institut de Médecine Expérimentale
Buenos Aires.

Leucoplasie et Kraurosis vulvaires

ÉTUDE ANATOMO-PATHOLOGIQUE
TRAITEMENT CHIRURGICAL

(1928). 120 pages, 26 figures, 2 planches en couleurs. . . **30** fr.

Pierre DELBET
Professeur de clinique chirurgicale
à la Faculté de Médecine de Paris.

MENDARO
Assistant étranger à la clinique
du professeur Delbet.

Les Cancers du sein

(1927). 346 pages, 238 figures, 4 planches hors texte en couleurs . . . . **50** fr.

Marc ISELIN
Ancien interne des Hôpitaux.

Plaies et maladies infectieuses des mains

(1928). 218 pages, 66 figures. . . . . **30** fr.

Claude BÉCLÈRE
Interne des Hôpitaux de Paris.

L'Exploration radiologique en gynécologie

TECHNIQUE — RÉSULTATS

Ouvrage couronné par l'Académie de Médecine

(1928). 176 pages, 61 figures. . . . . **45** fr.

P. LECÈNE
Professeur à la Faculté de Médecine de Paris.

R. LERICHE
Professeur à la Faculté de Médecine de Strasbourg.

Thérapeutique Chirurgicale

OUVRAGE COMPLET EN TROIS VOLUMES

TOME I. — ***Généralités.*** — ***Membres***, par R. LERICHE. 644 pages.

TOME II. — ***Tête, Bouche, Cou, Thorax, Glande mammaire,*** par P. LECÈNE; ***Rachis, Bassin***, par R. LERICHE; ***Nez, Oreilles, Larynx,*** par F. LEMAITRE. 508 pages.

TOME III. — ***Abdomen et Organes Génito-Urinaires***, par P. LECÈNE, 646 pages.

(1926). Prix de chaque volume. Broché . . . . **62** fr.
Prix de chaque volume. Relié toile, fers spéciaux . . . **75** fr.

F. LEJARS

Traité de chirurgie d'urgence

8e Édition (1921). ***2e tirage*** (1925). 1.120 pages, 1.100 figures, 20 planches : broché. **140** fr. Relié toile, en 2 vol. **175** fr.

R. BENSAUDE
Médecin de l'Hôpital Saint-Antoine.

TRAITÉ D'ENDOSCOPIE RECTO-COLIQUE

Rectoscopie — Sigmoïdoscopie

2e Édition (1926). 180 p., 115 fig., 90 fig. en noir et en coul. **125** fr.

Henri HARTMANN

Professeur de Clinique Chirurgicale à la Faculté de Médecine de Paris.

Chirurgie de l'Estomac et du duodénum

Avec la collaboration de M. Boppe, M. Renaud, R. Soupault, M. Breton, H. Welti, Brouet, A. Bergeret.

2e Partie (1928). 340 pages, 142 figures. . . . . 60 fr.

Chirurgie de l'Estomac

1re Partie (1926). 336 pages, 115 figures. . . . . 52 fr.

Th. TUFFIER *P. DESFOSSES*

Petite chirurgie pratique

7e Édition (1926). 744 pages, 477 figures. . . . . . . 54 fr.

A. GOSSET

Professeur de Clinique chirurgicale à la Faculté de Médecine de Paris.

Travaux de la Clinique chirurgicale et du centre anticancéreux de la Salpêtrière

PUBLIÉS EN COLLABORATION

2e Série (1927). Un vol. de 275 pages avec 134 figures. 65 fr.

Toute commande de livres doit être accompagnée de son montant augmenté de 10 °/. pour la France et de 15 °/. pour l'Étranger, pour frais de port et d'emballage.

97-772. — Imprimerie Lahure, 9, rue de Fleurus, Paris. — 1928

www.ingramcontent.com/pod-product-compliance
Ingram Content Group UK Ltd.
Pitfield, Milton Keynes, MK11 3LW, UK
UKHW022107260726
13993UKWH00001B/374

9 782329 179674